U0270171

强叔说

——陈国强院士致医学青年

陈国强　著

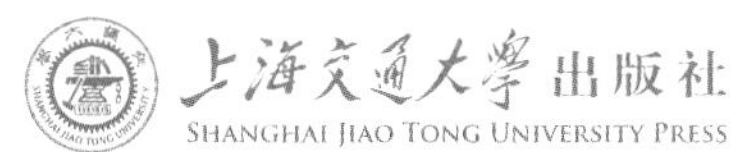
上海交通大学出版社
SHANGHAI JIAO TONG UNIVERSITY PRESS

内容提要

陈国强院士执掌上海交通大学医学院十余年（2010 年 9 月—2021 年 3 月），带领交医不断走向卓越之境。陈院士卸任上海交通大学医学院院长后，又在花甲之年赴海南医科大学担任全职校长，并短期内掀起波澜壮阔式综合改革，实现多项“破天荒”。他在开学典礼、毕业典礼，以及各种场合经常发表演讲，既鼓励医学青年向上向阳，指引青年学子树立远大理想，也谈成才具体方法，谈他对医学教育的理解。陈院士的讲话不仅有思想，有深度，还特别鲜活，有感染力，深受医学学子、青年教师、青年研究人员等的喜爱，成为指引一代代医学青年成长并成为下一代医学领域中流砥柱的宝典，他的“金句”在网络上被广为传诵，他也被学生们亲切地称为“强叔”。本书精选部分他对医学青年的讲话和文章，希望能够助力医学青年登高望远，提前思考，提前布局，走好自己的医学路。

图书在版编目（CIP）数据

强叔说：陈国强院士致医学青年 / 陈国强著 .
上海：上海交通大学出版社，2024.8（2024.11 重印）-- ISBN 978-7-313-30774-3

Ⅰ. R-53

中国国家版本馆 CIP 数据核字第 2024UP8659 号

强叔说——陈国强院士致医学青年

QIANGSHU SHUO —— CHENGUOQIANG YUANSHI ZHI YIXUE QINGNIAN

著　　者：陈国强
出版发行：上海交通大学出版社　　地　　址：上海市番禺路 951 号
邮政编码：200030　　电　　话：021-64071208
印　　制：上海盛通时代印刷有限公司　　经　　销：全国新华书店
开　　本：710mm × 1000mm　1/16　　印　　张：14
字　　数：206 千字
版　　次：2024 年 8 月第 1 版　　印　　次：2024 年 11 月第 4 次印刷
书　　号：ISBN 978-7-313-30774-3
定　　价：68.00 元

自　序

我的很多学生好奇：一个湖南小山村的男孩，怎么就“变身”成了院士？

我不能讳言，这也许在很大程度上是“运气”。

在一个著名脱口秀节目中，曾有人被问到“你为什么能够成功”，他说，那当然是运气。他还补充，绝大部分成功的人都不说自己是运气好，都喜欢说自己加倍努力，但是一个人不承认自己运气好的话，那就什么都不用谈了。

我部分地同意他的观点。我来说说我的“运气”。

1978 年和 1979 年，我分别在高一被破格和在高二正式参加了两次高考，但都落榜了。少年不识愁滋味，没考上大学就回家种地呗！年长 20 岁的大哥拦住我，逼我复读，他说：“高考是唯一能让你走出乡村的机会！”1980 年，我再次参加高考，原本想学法律，却阴差阳错被调剂到衡阳医学院。我成了村里第一个考上大学的人，第一次走出湖南攸县小山村。

到了衡阳这样的大城市，我不会说普通话，也不善于交流，当时很自卑，也不清楚为什么要学医，于是，第一学年的成绩并不好。第二年，我遇到了

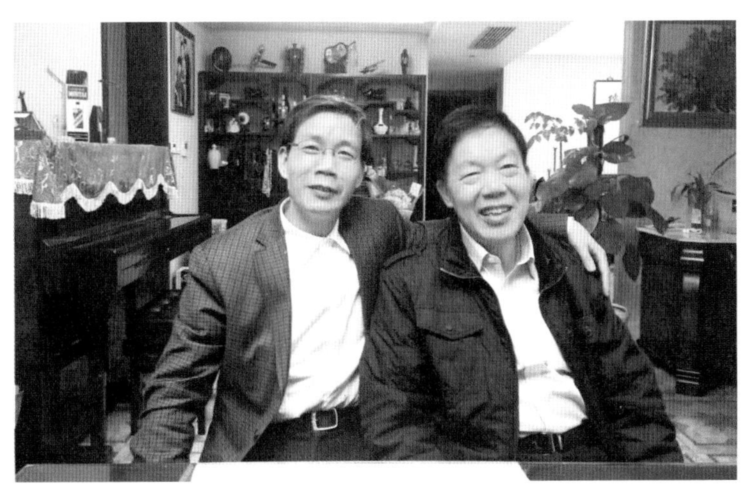

2012 年春节陈国强与长他 20 岁的大哥在家中

改变我一生的老师——上海第二医学院（现上海交通大学医学院）的王振义教授，他受邀到衡阳医学院做为期一周的学术讲座，内容是关于止血与血栓的，对我来说就像听天书，但他坦率而严谨的态度、清晰又通俗的讲解风格深深地吸引了我，我连听了 7 天，感觉这一辈子都值了！原来，医学还有这么多的问题没有解决——这 7 天的讲座，就好像在我心中点燃了一把火，关于科学家的梦想熊熊燃烧起来，前进的道路蓦然清晰了。我参加了当时病理生理学教研室组织的科研小组，暗下决心，要成为王老师的研究生。之后我的学习状态发生巨大变化，成绩也变好了，每年都在全年级排到前 8 名，连续四年被评为校级三好学生。其间，许多老师对我影响深远，至今都让我感激不尽。

1985 年本科毕业，我如愿以偿，以“委托培养”形式师从王振义教授，在他的安排下，从事 β- 血栓球蛋白与动脉粥样硬化的研究工作。

以后的科研道路，固然充满艰辛，但也可以说是“踏平坎坷成大道”。现在想来，我的“运气”有三个，或者说，和三个人直接相关：第一位是邓小平，当然也可以说是时代，如果国家没有恢复小平同志的职务，而小平同志没有在恢复工作之后，几乎是雷厉风行地推进恢复了高考制度，那我这个山村顽童根本没有机会通过考试改变命运。第二位是整整长我 20 岁的大哥，也可以

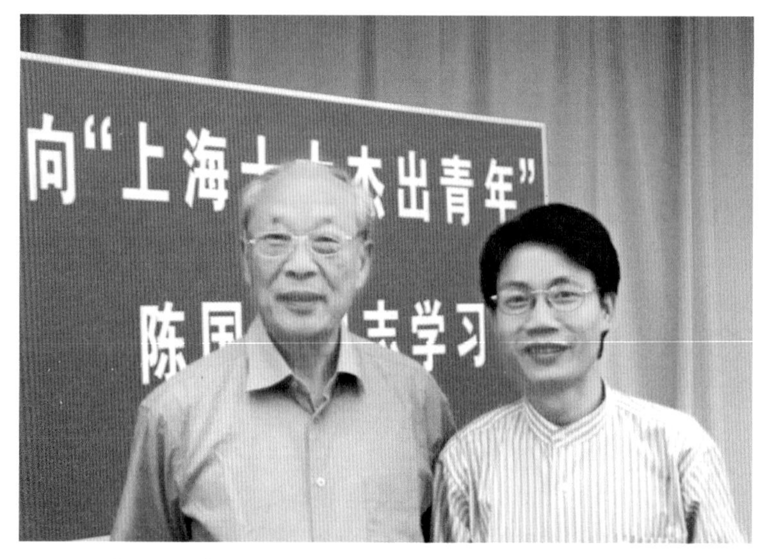

2002 年 5 月，陈国强获得上海十大杰出青年时，与恩师王振义先生合影

说是家庭，如果他没有坚持要我去复读，我很可能一辈子就是个农民或农民工。第三位是王振义，也可以说是我的恩师，如果不是他碰巧去衡阳讲课，我就看不到他带来的那一缕炽热明亮的科学之光，也许我终其一生，就在某个乡镇医院执业，那当然也不错，但却难以走向更广阔的世界。

不过，即便是“运气”，这也是偶然之中的必然。

我很喜欢德国哲学家雅斯贝尔斯的一句话：“用一棵树摇动另一棵树，用一朵云推动另一朵云，用一个灵魂去唤醒另一个灵魂。”不管是邓小平、王振义，还是我的大哥，他们都做到了，我也非常期待能成为这样的人。在科研之外，我也在做医学教育管理工作，目的就在于此。

王振义老师一直是我的榜样。在担任我的导师之际，他还是上海第二医学院的校长，非常忙碌，但依然坚持每个月两三次地找我谈论科研工作的进展及方向，他的科研态度和踏实学风也激励了我。后来，我的硕士学位论文写了三个多月，王老师几乎每晚都在为我修改论文，翻来覆去，标注修改的建议和理由。我的论文都是在400字方格的稿纸上手写的，最初交给王老师的有50多页，被修改得密密麻麻，他甚至不放过每一个标点符号。王老师白天很忙，常常下班后把我带到家里和我一起吃晚饭，放下碗筷就一头扎进论文世界。那时候没有电脑，没有打印机，我的硕士论文被王老师前前后后修改了十次之多，近2万字的论文我抄了十余遍。修改论文的过程，让我见识了什么是严谨认真、一丝不苟的科学态度。五年后，我又考取了王振义的博士生，取到了更多的“真经”。

我这棵树，就是这样被他不断“摇动”着。

分享我的成长经历，就是想给医学青年们打打气。我的起点不高，通过努力，一步步走到今天。我的“运气”很好，我赶上了最好的时代、最激励我的家庭、最有科学精神的恩师。

当下，时代、家庭、老师，也在从方方面面塑造着你。可以说，眼下的年轻人，赶上了重视教育、尊重科学的新时代，拥有普遍重视教育的家长，在人工智能时代遇到名师的机会，更比我那个时候多得多，这意味着，我拥有的“运气”，你们都很可能具备，我走过的道路，你们都有可能走得更稳更好。

你们起点很高，也一定可以通往成功。

在充满不确定性的黑天鹅时代，医学，这一古老而又永远年轻的学科，正以前所未有的速度进化着。它既是科学的严谨探索，又是人性温暖的传递，承载着减轻痛苦、守护生命的崇高使命。作为站在医学教育与科研前沿的一员，我非常希望也能成为你们的“运气”。

本书的前两章是我在无数个开学典礼与毕业典礼上，面对一张张充满朝气又满怀憧憬的面庞时，心中涌动的情感与思考的凝结。每一次致辞，都是一次心灵的触碰，是对过往的回望，也是对未来的期许。第三章是我对医学教育的一些思考。其中，部分是我在担任上海交大医学院院长期间的即席讲话，更多的是我在工作期间对医学教育的思考。今天的很多医学青年明天将成为医学教育领域的中流砥柱，我衷心希望，每一位翻开这本书的医学青年都能从中汲取力量，完善人格，成就智慧，将来无论在什么岗位上，都能以科学的光芒照亮医学之路，用人文的情怀温暖患者之心，以深入的思考助力中国医学教育事业，共同书写属于新时代医学人的辉煌篇章。

我更试图通过这些“鸡汤”，点燃每一位青年学子内心对于医学事业的热爱与追求卓越的热情，和我一同启程，以知识为舟，以热情为帆，向着未知与挑战的海洋进发，为人类的健康福祉贡献我们的智慧与力量。

希望这本书，成为每一位读者的小“运气”，也成为通向你们医学小目标的一块垫脚石……

目 录

第一章

努力吧，少年！

和大家在一起做科研，很快乐！

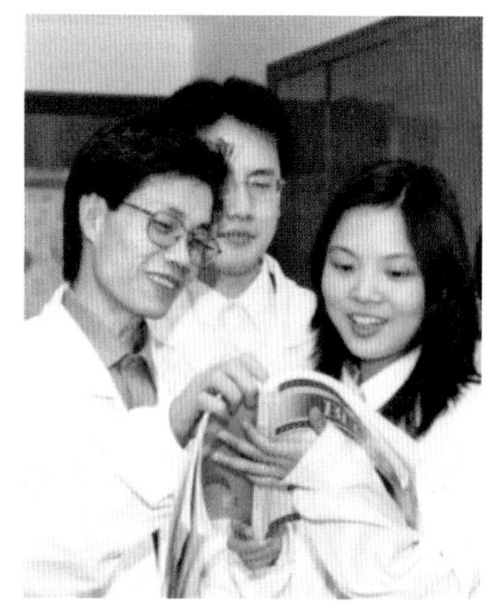

1999 年在上海第二医科大学（现上海交通大学医学院）附属瑞金医院 9 号楼 9 楼实验室

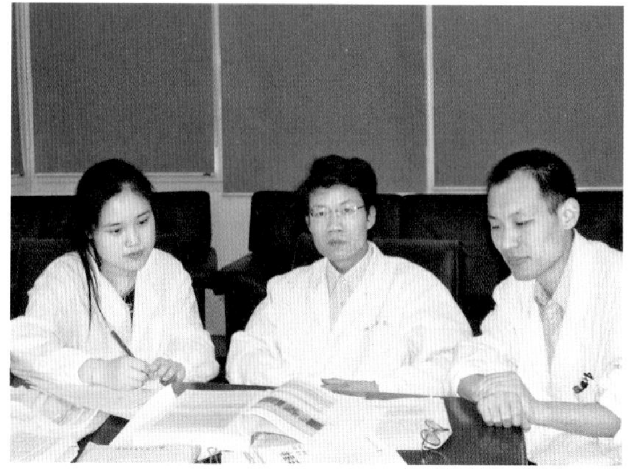

2003 年在上海第二医科大学西院 5 号楼 9 楼病理生理学教研室

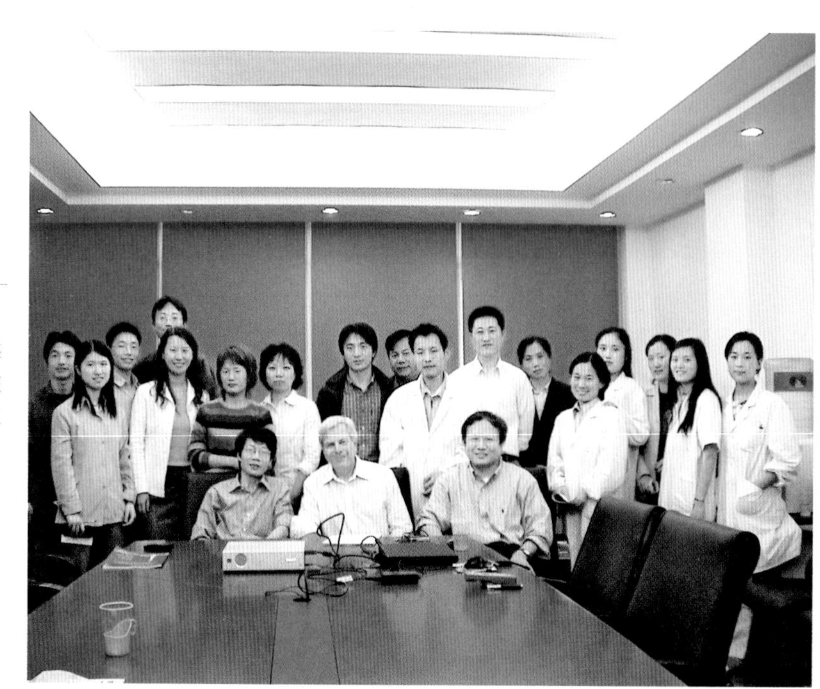

2004 年 5 月在上海第二医科大学西院 5 号楼 9 楼病理生理学教研室

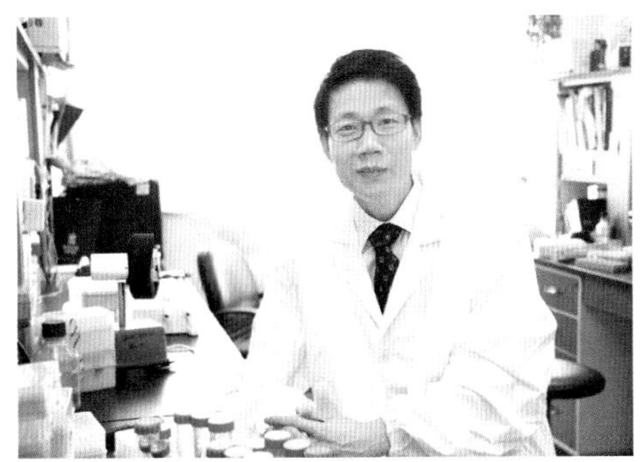

2007 年 8 月在上海交通大学医学院西院 5 号楼 9 楼实验室

2012 年 6 月在上海交通大学医学院西院 2 号楼 9 楼实验室

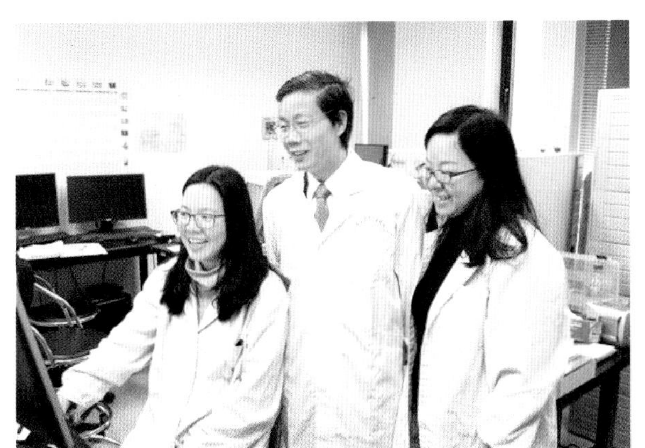

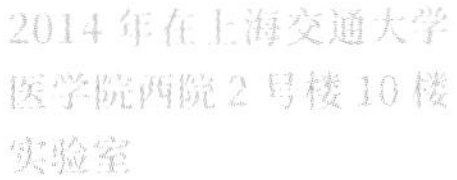

2014 年在上海交通大学医学院西院 2 号楼 10 楼实验室

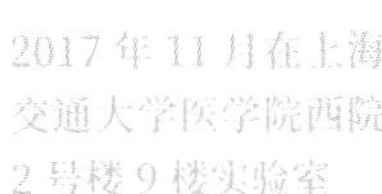

2017 年 11 月在上海交通大学医学院西院 2 号楼 9 楼实验室

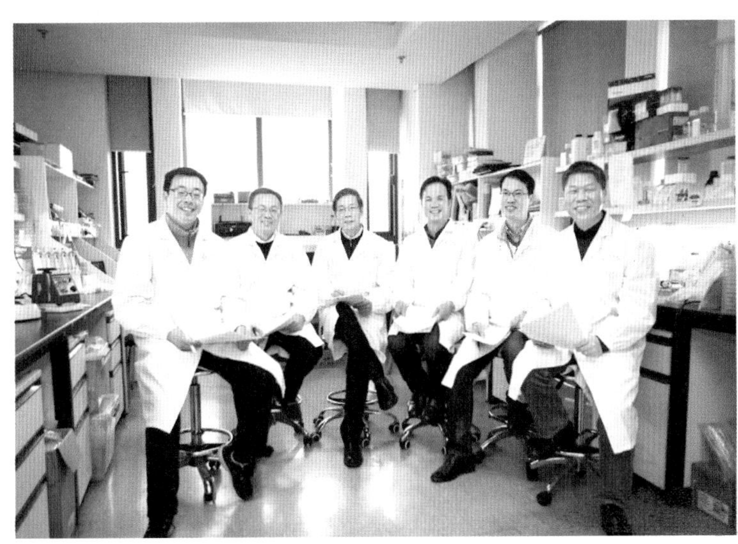

兴奋只是瞬间，未来必须面对

作为一名普通教师，能够站在这里与二医大的希望、二医大的未来、二医大八九点钟的太阳们共享入学的喜悦，我感到非常高兴。值此之际，请允许我并代表二医大的全体教师们欢迎你们成为我们的好学生。

上周，在上海市新教师入师仪式上，我说："看到正在高中就读的女儿学习强度之大，整天在功课和题海中遨游，深感同情。"的确，我深信每一位走过黑色高三的人都还心有余悸。值得自豪的是，你们的艰辛终究有所回报。如今，你们冲出重围，拿到了金灿灿的录取通知书，内心一定无比激动和欣慰。但是，兴奋只是瞬间，未来必须面对。我依然想请同学们冷静地思考一下：我们是抓紧这段时间好好玩，趁家长、老师管不着，把中学的辛苦全部弥补过来，还是抓紧这段宝贵的黄金时间，多读书、多实践，为今后的成功铺垫道路呢？大学是一个人走向社会、开始独立人生的一次助跑，是世界观、价值观和人生观确立并逐渐成熟的黄金时光。信念决定命运，有着不同想法的同学，未来的差异便从此呈现。请不要忘记，你们都不是一般的大学生，而是肩负着"健康所系、性命相托"这一神圣使命的医学生。

研究生们，你们已经是大学生了，是否也应该思考一下，为什么要继续读研究生呢？是为了避开本科生严峻的就业形势？是为了混个文凭以利于将来更好地晋升？还是看到同学中不少人都开始深造读研，因而自己也想随大流？……如果是这样的话，我觉得你们还不如早日走上社会，早一点挣钱来得更加实惠。研究生岁月是使思想日臻成熟、思维日趋敏锐的关键时段。这次助跑的成功与否，会在很大程度上决定你们的未来。昨天，在市人大召开的人才高地建设座谈会上，我说过，现代社会存在高度竞争，人才是社会的人才，人才必须放在市场中去锻炼。优胜劣汰必须成为我们唯一的生存法则。

无论你是大学生还是研究生，要想在今后有所成就，唯有今天努力。为此，我们必须认真思考一下：应该如何实现从中学向医科大学的跨越，应该如何更好地扮演研究生这个角色？为了实现这种跨越，扮演好这个角色，我提出如下几点供各位参考：

第一，拥抱激情、拥抱梦想。青年人应该拥抱理想、拥抱激情，学会主宰自己的命运。对于刚刚结束的奥运会，大家记忆犹新。各国运动员在赛场上奋勇拼搏的雄姿历历在目，“光荣与梦想”时时在耳际萦绕。我始终认为，人活着是要有一点精神的，这个精神既是人得以生存下来的支柱，也是自己在理想和信念上的追求。在这种追求下，激情，尤其是追求卓越的激情，对于大多数人的成长和持续发展确实极为重要。梦想催生激情，激情成就梦想。作为科学研究的致力者，应该有些超凡入圣的信念，排除干扰、全心投入，科学发展才能有所突破。作为一位大学生，应该充满好奇心、充满激情、充满干劲，去了解新知识、开拓新思维，在知识中寻找快乐。

第二，学会思维、学会独立。医学并不等于死记硬背，因为死记硬背下来的东西是不长久的。医学是一门理论性很强的学科，更是一门实践性很强的学科。面对一门实践性学科，必须勤于动手，善于从现象看到本质。面对一门理论性学科，必须学会思考，学会分析问题。吸收知识、丰富大脑固然重要，但是我认为更重要的是学习如何思考、如何正确思考，培养独立分析问题和解决问题的能力。这些能力将是你们一生取之不竭的财富。对于研究生来说，诸位都已非昔日吴下阿蒙，经过多年的学习，应该已经培养出了自己独有的学习方法和思路，而研究生阶段的学习应该更加强调学习的主动性和能动性。“学而不思则罔，思而不学则殆”，要勤于思考、敢于怀疑，以孜孜不倦的好奇心和强烈的好胜心去对待摆在你们面前的科研难题。人的身体可谓是一部精密的机器，又是一座神秘的城堡，就像哈利·波特的魔法学校，其内部时时刻刻都在发生着一些奇异的变化。这些变化看似无常，但其背后却有着这样那样千丝万缕的联系。这就要求我们以联系与发展的眼光来看待问题，学会触类旁通，学会从现象到本质，提高我们的思维能力，提高我们的学习能力。

第三，耐住寂寞、学会做人。学校也是一个小社会，你们不仅是同学，也是朝夕相处的伙伴。在学校里，你们交流的不仅仅是学习，还有生活、兴趣爱好等方面，因此治学的本领固然重要，为人处世的本事也不可小觑。对于研究生来说，处理好与导师的关系、担负起自己的责任更加重要。在社会中，任何的工作和任务都需要各个方面的力量精诚合作，一个人成不了大气候，也难以有很大的作为。唯有真诚待人，友好地与人相处，个人的作用才能得以发挥，众人的力量才能得以凝结。

啰唆了这么多，虽算不上是什么良语诤言，但或许能对你们未来的大学生活有所帮助。期待你们能够在未来的几年里，不负父母的重托，不负亲朋好友的期待，不留下“老大徒伤悲”的感叹，努力学习，尽情在医海中徜徉，为你们美好的未来，为达成你们父母心中成龙成凤的愿望，也为辛勤培养你们的老师们的教学生涯留下精彩的篇章，奠定扎实的基础。

（本文系 2004 年 9 月陈国强作为教师代表在上海第二医科大学 2004 年新生入学典礼上的讲话）

我们该怎样做研究生

九月的天气还残留着夏天的燥热，但是灿烂的秋意已经向各位新同学张开了它的怀抱。你们承载着父辈们“望子成龙、望女成凤”的希望，承载着自己的理想，从更大的意义上来说更承载着祖国医学科学事业发展的希望，选择了我们，选择了上海交通大学医学院。我想，在座的无论是硕士还是博士研究生，应该说都是非常优秀的学生，你们为交大医学院带来了希望，更为交大医学院催生着未来。在此之际，请允许我以我个人的名义，如果可能的话，也代表上海交通大学医学院全体导师和教职员工，对你们的到来表示最热烈的欢迎和衷心的祝贺。

刚刚我们主持人说，今天我来到这里是讲入学教育的，不过，我从小就不会说教，也没有必要说教。在座的都是生在改革开放的社会中，成长在改革开放的旗帜之下的。我今天站在这里不是以副院长的身份，而是以一个过来人的身份，和大家闲聊个 90 分钟。如果你们觉得时间长的话，可以举手让我停下来；觉得时间短的话，也可以给我一点掌声让我继续讲下去。

我的第一个最大的体会是，你们来到上海交通大学医学院报到的时刻，或者说在报考上海交通大学医学院的过程中通过了复试的那一刻，肯定都是非常激动的，你们的父母也是非常激动的，似乎儿子或女儿有出息了。但是，我不知道大家是否问过自己：我究竟为什么要来上海交通大学医学院读研究生？换句话说，你们大家必须思考的一个问题是：读研究生的动机是什么？只有动机明确了，你们才能合理地规划自己的未来。父母亲把你们抚养长大，希望你们有一个好的未来，交通大学医学院也希望你们有一个好的未来。今天你们因交大医学院而自豪，明天交大医学院也会为你们而感到骄傲。同样，我们的祖国、我们的人民也需要在座的每一位有一个好的未来，能够催生一个和平崛起的祖国。从这个角度来说，在座的每一位都没有理由不去思考“我们为什么要来读研究生”。

回过头来想，当初我两次拥抱上海第二医科大学的目的是什么？我刚刚说过我出生在湖南，实际上我出生在湖南一个非常偏僻的小村庄里面，出生在 20 世纪 60 年代。1979 年高中毕业时面临高考，我可以毫无保留地告诉大家，我没有考上，连中专也没能进入。我是一个学习不是太好的人，智商也算不上很高。在长我 20 岁的哥哥的逼迫之下，我复读了一年——没有办法，父命难违。复读一年之后我考上了衡阳医学院，属于你们现在说的二本，现在改名为南华大学。经过五年的本科学习后，1985 年我以委托培养的身份报考了王振义老师的硕士研究生。1985 年我为什么要报考王振义老师的硕士研究生？最大的原因是在 1981 年，也就是在我本科二年级时，后来成为我导师的王振义老师到我们学校讲学了 7 天，做了 9 场报告，每一场报告我都去听了。那时我心里就暗暗树立起一个现在看来很简单的理想：我本科毕业以后一定要报考王振义老师的硕士研究生。这是我读硕士研究生的动机，我就认定你王老师了，一定要来报考你的研究生。当时王老师不是院士，他做院士是 20 世纪 90 年代的事情，所以说我绝对不是因为他有名望才来报考的。1988 年我又回到了衡阳医学院挣扎了五年，也应该说我努力了五年。我深深地知道，随着阅历和年龄的增加，激情会变得越来越少，我最终会变成一位平凡的随波逐流者。如果没有一个奋斗目标的话，我绝对不会是一位科学家。于是，我在 1993 年赔偿了衡阳医学院两万元的损失费。当时我一个月的工资加奖金总共是 187.3 元，我算了一下，不吃不喝要免费工作 8 年才能偿还这两万元。就是在这种情况下，我依然第二次拥抱上海第二医科大学，成为王振义老师的博士研究生，并且从动脉硬化的研究转到了白血病的研究。我读博士的动机是什么？很简单，在衡阳医学院我工作了五年，奋斗了五年，努力了五年，但是总觉得自己难以有一个美好的未来。我为我心目中的美好未来，必须第二次冒险，重新拥抱学生岁月。听了我的动机以后，你们也许会觉得它是低下的，并不是那么高尚。但是，我觉得动机应该是务实的，好高骛远的动机是无用的，只有脚踏实地去做些什么才有利于你的发展。

现在让我们脚踏实地地来看世界。进入 21 世纪以后，大学生读研的动机不外乎这么几种情况：一种情况是为了就业，现在我们的本科在扩招，本科生数量多得难以计数，而我们的就业岗位很有限，为了缓解一下就业压力，我们就来读研究生了。如果不是这一点，也可能是随大流：这么多同学都在报考研究生，我又不比他们差，为什么他们能考而我就不能考呢！于是我也考了研究生，结果表明我的确不比他们差，也考上了，而且考上了交大医学院，感觉自己很伟大——但是这是随大流。第三种情况是为了实现长辈的愿望。你们的长辈很可能就像我的父母亲一样，生在农村、长在农村，一辈子没有见过飞机，甚至没有见过火车。他们只知道研究生比本科生厉害，现在的本科生不算什么，所以，儿子或女儿你一定要给我考上研究生。读了研究生以后，村子里面的父老乡亲们多开心啊，村子里面终于出了一个伟大的硕士、博士研究生。在这种情况下，你也考到了交大医学院。第四个动机是和我一样，为了自己的理想而来。这四种动机，我觉得都是对的。为了就业不对吗？可以解决岗位问题。随大流不对吗？我们不是高呼“跟着感觉走”吗？感觉对了也就没有错。任何动机的最终目的就是获得一个硕士、博士文凭，那么得到文凭的目的又是什么？就业也好，随大流也好，“父愿”也好，理想也好，都是在为自己未来的使命打下基础。经过三年、五年或者六年的努力，拿到一张文凭以后，也就意味着我的青春岁月即将结束，我的事业根基已经造就。在这种基础上，我毕业以后去追求一个伟大的未来，真正就业了，在大流当中崛起，在达成父母愿望的同时让他们感到更加开心，最终实现自己伟大而崇高的理想——我想这应该成为交通大学医学院在座的所有博士和硕士研究生最基本的动机。如果你是为混文凭而来的，是仅仅为了逃避社会责任和压力而来的，那么你将对不起你自己，对不起你的导师，对不起你的父母，当然也对不起上海交通大学医学院。

如果大家能够认可我刚刚讲的动机，在动机明确以后，要为了这个动机而努力，为了未来而努力，那么大家首先必须要有高度的责任感。为了就业而来的，需要责任感；为了理想而来的，同样也需要一种责任感——通过三年、五年或者六年踏踏实实、虚心的学习、工作，为自己的理想打下很好的基础，这本身也是一种责任。如果说没什么理想，只是为了就业而来，同样也应该有责任感——要为社会工作，为人类工作。随大流也需要有责任感。任何人都可以随大流，但是有了这种责任感，就可以在随大流的人中成为一名佼佼者。今天我年轻、我幼稚，我只知道随大流，但是随着时间的流逝，我会突然发现自己一定要在“大流”当中崛起，成为“大流”当中顶尖的人物，这也是实现自己责任的一种体现。如果是为了父辈的愿望，那么这样的责任就不用我说了。父母含辛茹苦，生你养你，并且在一个月没有几百块钱的情况下，拿出几千块钱的学费让你去读本科，就是为了你能够有出息，为了你能够光宗耀祖。为了父母的“虚荣”，面对这样的压力，你可以一死了之吗？如果你是这样的，那么你的责任心哪里去了？所以说，无论你的动机是什么，我们首先必须高举责任大旗。有了责任感以后，我想任何人都可以对自己负责、对社会负责，说得更伟大一点，对人类负责。我们为什么而生？就是为了吃饭、穿衣、繁殖后代？不对！作为一位研究生来说，绝对是为了能给人类留下宝贵财富而生。如果你们都没有这种责任感，中国能够崛起吗？中国不能够崛起，你们的后代会有希望吗？从这个意义上来说，在座的任何人都没有任何理由说自己可以混文凭而放弃自己应有的责任。此外，我想作为一名研究生，除了具有良好的动机、高度的责任感之外，还应该具有追求真理的兴趣和好奇心。作为一名研究生，未来的三年、五年或者六年将充满了艰辛，面临着巨大的压力。在当前的社会进程中，研究生的待遇依然不到位。繁重而枯燥的学习之余，你们也希望能得到娱乐放松，和朋友一起出去看看电影，或者搞个电视看看“超女”，生活有压力，希望得到父母的资助和支持，这些都可以理解。当前，我最期待的就是通过努力不断改善我们研究生的待遇。如果可以改善的话，那么大家就可以不为保持基本的生活条件而苦恼。

现在的社会，也就是在你们读本科的时候，最时髦的也许是“超女”，“想唱就唱”，今天我是想说就说。进入研究生阶段以后，你们听到的最时髦的名词就应该是“创新”。“创新是一个民族进步的灵魂，是一个国家兴旺发达的不竭动力。”我们应该坚持实施创新教育，从娃娃抓起，从基础教育抓起。我们的教育具有两个截然不同的功能：开发创造的功能和“窒息”创造的功能。现在，你们进入了交大医学院，交大医学院的学生就必须努力挖掘自身的开发创造能力，尽可能地、最大限度地避开“窒息”创造能力发挥的东西。实际上，创新和好奇是每一个人都有的天性。回想一下，在幼儿园的时候你们是多么的好奇，但是进入小学、初中、高中以后，你们是否仍然保持着好奇心？高考前夕，老师教你只有考上大学才有出息，等到你本科毕业了，爸爸又教你只有读研究生才有出息。在这样一种所谓的“出息教育”当中，我们与生俱来的创新力和好奇天性可能会有一点被磨灭，但是我觉得这并不可怕，关键是我们是否能够以一种时不我待的精神，去发现、催生、拥抱创新的激情！所以说，我的第一个座右铭是“梦想催生激情，激情创造未来”。我不知道你们承认不承认，现在你们自以为看破红尘，看到社会上的一些不良现象以后就麻木不仁。在这种情况下，你似乎已经看不到自己的未来，因此显得非常萎靡和消沉。在这种消沉的状态下，你无法发挥出激情，没有这种激情，你就无法拥有美好的未来。因此，我们必须端正心态，去树立对自己、对家长、对老师、对国家负责的伟大理想。在此基础上，有梦想才有可能催生伟大的激情，有了伟大的激情才有可能成就你美好的未来，这是我要分享的第一点体会。

我不反对一定程度的功利心理。进入 21 世纪以后，荣誉对于个人来说也是非常重要的。但是作为一个渴望成功的人，绝对不能只有功利主义而不讲道德，只有利己主义而不考虑他人。

我的第二个体会是，我们应该正确处理自身在社会环境中的心态。必须承认，我们的国家通过 28 年的改革开放，绝大多数人的生活水平得到了很大的改善。但是我们也看到了，我们的幸福感似乎并没有增加。如果一直抱着这种想法，绝对只会有一个灰色的心态。毫无疑问，我们也必须承认，现在处于社会的转型期。在这个转型期，大多数人习惯进行横向比较，不乐意进行纵向比较。所谓横向比较，即习惯和周围的同龄人比较，尤其是和身边“发”得比较快的群体比较，就比出了深深的“相对被剥夺感”；而不愿意把自己的现在和自己的过去作纵向比较，不愿意和自己的爸爸、妈妈所处的年代进行比较。你们的爸爸、妈妈当时难道不想读书吗？他们想。这就是为什么现在有那么多 70 多岁的老爷爷、老奶奶还主动参加高考。同样地，在座的学生当中，有些学生也许非常富有，有些学生也许非常贫困。面对这种残酷的现状，就会产生自负和自卑两种心态。家庭条件比较好的学生，你用不着因生活的富足而感到自负，因为你的财富是你爸爸妈妈的，你没有理由自负。如果你出生在贫困的家庭，那么你就应该通过自己的努力，来改变你们家庭的现状。同样，也存在这样一种情况：我们往往过高地评价自己的能力，而过低地评价社会对自己的回报。有不少独生子女自以为水平很高、能力很强，而社会给予自己的太少了。我不知道在座的是否有这样的想法，如果一直有这样的一种想法，那只会不断加剧自己心理上的不平衡，不满足感会油然而生。有了心理不平衡，有了这种不满足感，那么就会变得什么事情都想干，但是什么事情也干不好，最后只能在随大流当中消磨自己美好的未来。我想人生的灾难就是这些消极的、灰暗的心态造成的。要想转变这种不健康的心态，你们必须化被动为主动，变消极为积极，去追求自己的理想，承担自己的责任，正确处理被动和主动、消极和积极的关系。

讲了第二点体会以后，你们也许会说："你是站着讲话不嫌腰疼，你现在混得是不错了，所以讲起来可以头头是道。"其实并不是这样，我出生在农村，长在农村，我是在赔了两万块钱后才第二次拥抱上海的。可以告诉大家，我也有过自卑，但是我并没有逃避，所以第三点我要告诉大家，要正确处理现在和过去的关系。如果你和我一样，来自类似衡阳医学院的小院校，并且穿着非常破烂，来到心目中的大上海，多少会有一些自卑感，这是正常的。我不知道在座的学生有没有一种自卑的心态，但我可以告诉大家，我两次拥抱上海的时候都是自卑的。第一次 1985 年我从乡下来到大上海，我感到自卑；第二次当我 30 岁"高龄"的时候再来到上海，我也感到自卑，因为我的同学都比我年轻，我的年龄当时已经很大了，已属于社会"残留的处理品"了，却还来读研究生。但是我的性格决定了我会化自卑为自信。我相信，在座也有不少自负的人，自信超过一定的限度就是自负。哪些人很有可能自负呢？"我是来自重点大学的，报考你交大医学院，我还瞧不起你交大医学院呢！"你瞧不起交大医学院你还来干吗？或者说："我家里面是很富有的，我爸爸、妈妈是做大官的。"父母做多大的官和你有什么关系呢？如果有这样的心态，那么你就不可能有良好的精神，也不可能实现自己的理想。因此，自负的人要想办法把自负转化为自信，只有树立了足够的信心和勇气，才能不虚度攻读硕士或者博士的这段时光。大家知道这段时光对于你们来说意味着什么吗？意味着自己美好的青春年华将在交通大学医学院度过，这样的花样年华有多少可以让我们来浪费呢？难道我们的青春年华能够就这样在交大医学院悄无声息地消磨掉吗？我相信在座的每一位肯定都会努力珍惜它。

我知道，一个人有所成就的时候，期待有人欣赏他的才华；奋斗的时候，期待有人关注他的顽强；徘徊的时候，期待有人理解他的追求。在座的每一位都已经走过了20多年的人生旅程，都经历过成功的喜悦、奋斗的艰辛和徘徊的郁闷，大家在经历这三种时期的时候，都期待有人欣赏和支持，去注意你那份顽强，去理解你那种处境。有时人是得不到欣赏，引起不了注意，更得不到理解的，在这种情况下靠什么？世上没有救世主，靠的是自己。因此，我的第二个座右铭是：你要有勇气去改变你认为可以改变的事情，要有气量去容忍你认为无法改变的事情，要有智慧去正确区分这两类事情。我想，这三句话，是我衡量一个人是否是人才的唯一标准。我的观点是，你要有勇气去改变你能够改变的事情，并且抓住机会，成就未来，但是你也要有度量去容忍你无法改变的事情，否则就是以卵击石，注定会失败；所以我们必须有高度的智慧去认识：什么事情是可以做的，什么事情是无法做的。这样一来，我们必须去读书，经过4年甚至5年的本科教育，进入研究生阶段以后，你们的任务依然是成就智慧、完善人格。如果做不到这两者，那么就不可能成就未来，不可能成为一个大科学家，连我这样的科学家也不能成为。唯一可以设想的是50岁内退，60岁退休，退休以后抱孙子、抱孙女，最后活得长一点。如果是为了这样一种未来，你还来读研究生干什么呢？如果你希望自己的未来不是这样的，那么你必须用自己的智慧来完善自己的人格。要用自己的智慧完善自己的人格，首先必须学会做人，做一个高尚的人。现代社会，21世纪以后是知识爆炸的时代，一个人的力量变得非常非常有限。我们要在知识的海洋当中有所为，必须有团队的意识和精神。没有相互之间的合作，没有相互之间的团结，没有你中有我、我中有你的氛围，就不可能实现真正的创新发展。要实现这样一种愿望，我们每一位同志必须学会做人。在学会做人的基础上还要学会思考，发展有创新性的思维。在我们研究生的课程中有自然辩证法，我可以告诉大家，我之所以在科研当中能够做点事情，能够有创新性的成果，都是因为我在读大学的时候，我的哲学、政治经济学、自然科学学得好。我在大学的时候这三门课都是在90分以上的，而其他课都是70分、80分。这些课程绝对属于科学的最高境界，绝对是充满科学、辩证思维的。现在的情况是，这些课程被大家误解了，被当作政治课来学，这种想法是片面的，它们绝对是一门门高度的哲学。学习这些课程，我相信能够开拓你的思想，锻炼你的智慧，使你学到一点逻辑思维的能力。

第四点，要磨砺毅力。我想你们现在的压力是非常非常之大的。老师对你们有要求，学校对你们也会有要求，社会和生活给你的压力也不小，但是你们却在父母的鲜花和掌声之中长大。自上幼儿园起，你们就只习惯听到爸爸妈妈的表扬，而不愿接受他们的批评，只要爸爸妈妈批评得稍微严厉一点，或许你就会受不了，甚至会离家出走。但是同学们，你们现在已经进入了研究生阶段，我也相信进入社会后，失败的概率绝对大于成功的概率，受到挫折的概率绝对大于受到表扬的概率，我们应该经受住考验，增加承受挫折的勇气和能力。事实表明，一辈子没有经受过挫折的人是不太可能真正成长的，也不太可能实现自己的理想，因此我们必须增强自己的毅力，磨炼自己的意志，通过生活的磨炼，坚定自己的意志和信心，做出有利于社会、有利于人类，更有利于自己发展的事情来。因此，你们今后的三年、五年应该为自己的终身受益而学习，而不是为文凭而学习。

在座的各位同学，目前学院的研究生分为科研型研究生和临床型研究生，坦率地告诉大家，我是不支持这种做法的。研究生就是研究生，你是为研究而来的，如果你要做临床型研究生，到瑞金医院进修三年就行了。临床当然以看病为主，但我想你作为研究生看病和本科生当然应该有所差别，否则你怎么能够说自己是硕士、博士毕业的医生呢？这些差别哪里来？就是要看你对病人临床表现的分析能力和诊断水平。他为什么会得这些病，这些病为什么会有这种表现，根据这些表现我怎样进行治疗，这就需要我们进行科学研究，你能说临床的研究生不要进行科研工作吗？同样地，我们的科研型研究生要服务现实社会，研究方向就不是围绕天，也不是围绕地，而是要围绕实实在在的病人。围绕病人开展研究，离得开临床吗？因此我们必须高度重视、正确处理临床和科研两者之间的关系。接下来我想举的例子是关于巴里·马歇尔的，他在当消化科医生的时候为研究胃溃疡发生的原因，请了病理科医生做切片，发现胃黏膜上面有些细菌，然后他就一边做医生一边做研究，把好的研究结果投到杂志上去。但是人家嫌他没名气，说他的水平太差，不接受。于是他就把自己作为实验对象，把培养出来的细菌吃下去，结果得了胃溃疡，证实了这种细菌是胃溃疡甚至是胃癌的罪魁祸首。这样一个普通的临床医生因此拿到了诺贝尔奖。你说临床研究生不做科研对吗？如果这三年、五年你不从事科研，毕业以后谁敢再带教你？你已经是博士了，是硕士了，谁敢指责你？一指责你，你还昂首挺胸地说："你算什么玩意儿，我是交大医学院毕业的博士，你还有权力来指责我？"这样一来，你这一辈子就完了。所以大家一定要加倍珍惜难得的临床实践和科研锻炼的机会。

第五点体会是正确处理压力和动力的关系。处理好两者关系的重要性，这一点我想大家应该都明白，就不多说了。不管是在现实生活中还是学习锻炼中，我们都必须有将压力转化为动力的勇气，没有这种勇气是绝对绝对不行的。我想告诉大家，我 2000 年从美国回到病理生理学教研室做主任的时候，就明确规定我的研究生如果不在国际杂志上发表论文，就不允许他答辩。我也可以告诉大家，我的研究生在这样的高压之下，应该说得到了比较好的成长。我的第一个博士研究生，硕士是在山东大学读的，用了三年的时间以第一作者的身份在 *Blood* 和 *JBC* 杂志上分别发表了两篇文章，如果我没有记错的话，影响因子一个是 10.131，一个是 6.85。她毕业的时候我请了真正的美国人来参加答辩，全程用英文讲，用英文问，用英文答，最后用英文做鉴定。你们说我的学生压力大不大？但是我要说，随着社会的发展和观念的转变，人们对各种生活方式更加宽容了，谈恋爱可以有无数次，甚至结婚、离婚也可以有无数次，但是硕士、博士答辩在你的人生历史上只有一次，为什么不去提高要求呢？在过去的四年当中，我们从买仪器设备筹建实验室开始，在国际上发表了一系列的论文，绝大多数都在 top journal（顶级期刊），影响因子都在 6 以上。

第六，我们必须正确处理导师与学生的关系。在我们交通大学医学院，绝大多数导师的水平是很高的，在国内也是一流的，他们有足够的学术背景、有足够的责任心，也有足够的耐心来指导你们。但是我也毫不隐瞒地告诉大家，他们当中也有浑水摸鱼的，甚至是责任心不强、学术水平不高的导师。在这种情况下，我们的学生必须学会正确处理与导师之间的关系。我知道这些天大家都在填写《研究生培养计划表》，这里面有一个表格需要导师填写。我知道有的导师说："你自己去填吧。"真没想到我们居然还有这样的导师。遇到了这样的导师，你能够灰心吗？你能够放弃吗？你灰心、你放弃害得了导师吗？导师每年都招学生，总有几个好的学生拔尖争光，最后他因为这两个学生的努力照样能完成任务，取得成果。对你而言，如果你灰心丧气，那么就白白地浪费了你三年的宝贵青春。在这种情况下怎么办？首先，要相信导师的确是好的，他们的确也是爱护学生的，但是他们也的确是太忙了。如果他们没有做好，就要加强沟通，加强与导师之间的感情交流，要让导师感觉到有这么一个学生在兢兢业业地工作，这样导师在良心上也会受到谴责：如果我不给他指导的话，就等于是害了他。只有形成了这样一种氛围才有利于你的导师、有利于你的将来。没有这样一种勇气，导师还是导师，学生还是学生，为了一个伟大的理想而来，为了一个可怜的文凭而去。努力工作的导师相应地也会给你压力，让你白天晚上都在那里工作。但日夜都工作的学生在毕业时拿到的文凭和其他人的是一样的，也许你的心里会不平衡，千万不要这样横向比较。你应该看到，你努力了，在导师的指导下你成就了自己的未来，完善了自己的人格，需要比较的是在座的每一位同学在毕业十年以后到底怎么样，而不是比较三年以后会怎么样。有了这种勇气、有了这种胸怀、有了这种抱负才能很好地处理导师和学生的关系。

第七点体会是，我们要正确处理今天和明天的关系。今天，你们来到了交通大学医学院，成了交通大学医学院研究生当中的一员，我想这应该不是你们的最终目标，你们是为了自己的灿烂明天而来，为自己的成长而来，为增加智慧、完善人格而来，更重要的是为提高科学实践能力、成就自己的科学事业而来。听了我的演讲以后，大家一定要认真思考这个问题。知道了今天为什么而来后，就应该知道，自己今天的付出绝对是为了明天。我想举一下我自己的例子，不是以副院长的身份，而是以导师、以一个过来人的身份来谈一下我的亲身经历和体会。我的第一个硕士研究生黄某，她从中专毕业，然后在上海第二医科大学继续教育学院专升本完成了本科学业，你们在座的背景还有比她差的吗？如果没有比她差的，看了她的成绩，你们就不应该有自卑感。2001 年，我还在美国的时候，她报考了我的硕士研究生，上了一年课以后就进入了我的实验室，用了三年时间，就在国际刊物上发表了论文。硕士毕业以后，她继续攻读我的博士研究生。对这样努力的学生，我就应该重点培养她。在她读博士期间，我送她去了美国。去年，我专程去美国看望了她。在美国的两年期间，她已经投出了三篇高质量的文章。她读研究生的时候年龄比你们都大，小孩都上初中了，你们的背景和基础条件都比她好，在这么好的环境和条件下你们还需要诉苦吗？我相信，她的努力付出一定会为自己创造一个美好、灿烂的未来。

第八，要正确处理顺境与逆境的关系。我刚刚说了，你们是在鲜花和掌声当中一路走过来的，考上了硕士研究生到交大医学院，来报到还有爸爸、妈妈陪着。你们就成长在这样一种优越、舒适的环境当中。但是，你们必须知道，进入交大医学院开始研究生阶段的学习后，这样“幸福”的日子不会多了。我希望给大家适当地营造一个充满挑战的逆境，去体验内心遭受打击的挫折感，所以会在全院的范围内给大家施加一种压力。这时候，你们可以恨我也可以骂我，但是我不 care（在乎）。我 care 的是，在十年、二十年以后，你会发自内心地感谢交通大学医学院塑造了你，让你读了几年真正的硕士或是博士。我可以提前告诉在座的博士研究生，我们刚刚讨论过新的制度，今后将在全校范围内组织开题报告，我把组织开题报告的权力交给学校，然后我们在国内外邀请专家，你们的报告让我们的专家来评定，确定你的工作到底是不是可以开展，甚至目标是否能够实现。经评审开题后，我们的博士毕业研究生就必须踏踏实实地努力工作。我对我的研究生的要求是论文影响因子低于 6 的人不能参加答辩，这是指我带的学生，当然对你们没有这种要求。我带的学生如果在影响因子 6 以下的杂志上发表论文，就不要找我答辩，你读到五年、六年、十年，我都不 care。为什么？导师付出了，把自己的时间和钞票都付出了，是你自己没有付出。从提出问题、解决问题，最后把解决的问题推到国际杂志上去，这样一个流程是你必须完成的。完成了这一流程，才对得起你几年的博士和硕士学习历程。所以我要告诉大家，在你们前进的道路上不是只有掌声和鲜花，你们不仅需要保持求实上进的精神，而且需要去披荆斩棘，战胜种种困难。一个真正的科研工作者的目标不是名和利，而是能够克服工作中的千难万险，最终取得成功。我们必须有高度的诚信，必须强调合作精神。要努力做一个把名利彻底淡漠的上士，至少也要做一个靠自己的成就全身心利民的中士，绝对不要做自己不行、去窃取别家成果的下士。我希望我们在座的各位至少可以成为一个中士，如果你想做一个更伟大的人，就一定要做有更高的境界、忘记自己的私心和杂念、只想到人类科学事业的上士。只有这样的上士多了，我们国家的腾飞才指日可待。没有这样的上士，甚至中士也少的话，我不认为我们国家的科学会有多大的希望。为了中国科学的崛起，我真心地希望，我们在座的各位能够做中士，力争做上士。

最后一点，是正确处理现实和理想的关系。我刚刚说过，我们还处于社会主义初级阶段，这是我们国家现实的基本社会状况。同样，上海交通大学医学院也是处于发展阶段的医学院。你不要管它是几流的，一流也好，二流也好，三流也好，对你们来说，这并不重要，重要的是我们现在培养研究生的条件依然比较差，我们导师的科研经费依然有限，部分导师的科研创新思维依然不敢恭维，这就是我们的现实。面对这种现实，在座的每一位都希望发展，都希望通过研究生阶段的学习给自己打下一个很好的基础，期待未来有很大的提升。面对这种客观现实和自身发展需求之间的冲突，我们应该怎么办？我想这个"怎么办"的回答就是我前面提到的几点体会。我希望今天我自己的这些感受，能够对你们今后的学习和生活有用，能够让大家真正去思索一下，面对这样一种现象和发展需求我们应该怎么办。如果你思考得到位，愿意和我沟通，我可以告诉你们我的 E-mail 地址。

在结束我的讲话之前，我想告诉大家我的第三个座右铭：一代人应该有一代人的作为，一代人应该有一代人的奉献，一代人必须超过一代人的贡献。忘记过去，珍惜今天，相信发展是硬道理。以后你进入社会，若要有其位，必须有所为，这是中国历史、世界历史证明的永远不倒的真理。

（本文根据 2006 年 9 月陈国强在上海交通大学医学院 2006 年研究生入学教育上的讲话录音整理）

站在新的起点：导师想说的几句话

各位学弟学妹们——这样称呼你们，是因为这样能把我说得年轻一点——今天，你们站在硕士、博士这个新的人生起点，该如何度过接下来的几年美好的校园时光？该如何夯实奔赴美好前程的基石？我想你们的心情一定很复杂，可谓百感交集、思潮翻滚。站在新的起点，作为导师，我今天很想给你们讲几句话，就像你们即将离开家里奔赴远方时爸爸妈妈想交代做女儿、做儿子的几句话一样。

我可以大胆地告诉大家，我觉得作为导师，不仅仅是为了发 *Science* 论文，不仅仅是为了指导研究生发论文，更要培养学生的意志情操。为此我斗胆开了一个博客，在博客里，我和研究生探讨了很多很多，在这里我愿意和大家分享。如果大家愿意的话，也不妨请“顶一下”。

以我 47 年的人生经验，我深切地感觉到，作为一个中国人，他经历的人生旅程不外乎这么一条曲线：从幼儿园进入小学，经过五年或六年进入初中，三年之后是高中，然后是四年或者五年的本科岁月。今天，你们站在新的起点上，面对的是即将到来或者已经启动的三年或者五年甚至六年的硕士、博士或者硕博生涯。你们来的目的是什么？我觉得很简单，就是未来的腾飞。怎样实现未来的腾飞呢？关键在于要有种良好的心态。应该勇于发现自己的天分，敢于创新。我相信人是有天分的，只是不同的人有不同的天分。我们从读研究生的第一天起就应该勇于去发现我们拥有什么样的天分，敢于创新。我们要勇于承认自己的不足，敢于前进。我相信在座的没有哪一位是神仙，更何况你们只是研究生。我们一定有不足，我们最怕的是自己不知道自己的不足，或者知道自己的不足而不敢承认，从而停滞不前。我们要勇于接受失败和挫折，敢于挑战。在科学生涯当中，不可能总是取得成功，我们更多面对的可能是失败，更多遇到的可能是挫折。作为 80 后或者 90 后的新的研究工作者，如果爸爸妈妈不敢说你，老师不敢批评你，你总在鲜花和掌声中成长，不能接受挫折感，我劝你们还是明天准备回家为好。所以说，我要送给大家的第一句话就是“最惨的失败在于丧失自己的热情，最大的成功源于挑战自己的时空”。

人在每一个阶段都会作出不同的选择。不管你们的动机是什么，我相信你们都希望最后能拿到硕士、博士文凭，都希望自己未来的事业是辉煌的，希望有一个令你爸爸妈妈欣慰的、令过去的同学羡慕的、令周围邻居羡慕的伟大的未来。在这里，我也想引用曾经我在《人民日报》上讲过的一段话：“现在社会上的浮躁与功利气氛迟早会过去，过十年二十年，应该也必须回归科学本位。到那时候，谁是有准备的人，谁就会脱颖而出。……你们要有前瞻性。”这是我1997年讲过的话，我想，到今天这依然是我的观点。

我们的未来将会是什么？我始终相信一点：随着我国改革开放的不断深入，十年以后的今天或者说二十年以后的今天，你们面对的将是国际化的中国，绝对不是井里头的中国。你今天来到交通大学读研究生，从今天开始就应该有国际化的视野，因此我送你们的第二句话就是“放眼世界，崇尚未来”！这也是我今年8月30日为世博会题的词。希望在座的各位研究生能够立足上海交通大学，放眼世界，崇尚未来。

如果想放眼世界、崇尚未来，那么必须从今天开始就拥有一份责任。选择了交大，就选择了责任。这种责任，最基本的要求就是要对自己负责，对社会负责，对人类负责，还必须对上海交通大学负责。因为从踏入上海交通大学的门开始，你就进了这个家；进了这个家，就要与这个家荣辱与共，就要对这个家负责。在这里我想问大家：你们真的有责任意识吗？我相信使命和责任在激励着我们，困难和挑战在考验着我们。在这种激励与考验之下，我们必须牢记刚才几位导师所讲的，要学会做人，学会思维，增加毅力，磨砺意志，成就智慧，完善人格，为终身受益而学习，这是你们来读研究生的根本目的。

从进入校门以后的第一天开始，你们就应该以这种智慧为指引，就应该用智慧正确处理自己与导师、老师和同学之间的关系。我刚才说了，你进入交大，就应该有家的感觉。什么是家？什么是family（家庭）？我的理解是father and mother I love you（爸爸妈妈我爱你们），6个单词的第一个字母组成的单词就是family。我想大家也应该认同，今天离开你的爸爸妈妈进入交大以后，你的导师就是你的爸爸妈妈，你的同学就是你的兄弟姐妹。大家都应该充满无限的热爱，要热爱导师，热爱同学，热爱导师和同学共同的事业。只有在优秀的 family 里行进，你才有可能开始成就你的智慧，完善你的人格，为未来的腾飞奠定良好的基础。所以我送给大家的最后一句话就是“家因爱而和谐”。这也是去年过年时我和我的团队合影时的题词。

还有好多好多的话想说，由于时间关系我把它省掉了。但是我还是想啰唆几句。作为一位研究生，作为一位未来的科技工作者，“科学思维应该天马行空，但是科学研究必须脚踏实地”。还要送给大家的两句话是：“九层之台，起于垒土，千里之行，始于足下。”“发展是硬道理。（Development is the only way to go！）”不管你来自何方，若要有其位，必须有所为。这是改革开放 30 年已经证明的真理，天上不会掉下馅饼，唯有发展。最后借用毛主席的一句话结束我的单向交流：“世界是你们的，也是我们的，但是归根结底是你们的。你们青年人朝气蓬勃，正在兴旺时期，好像早晨八九点钟的太阳。希望寄托在你们身上。”

（本文根据 2010 年 9 月 8 日陈国强在上海交通大学 2010 级研究生入学教育上的讲话录音整理）

常怀敬畏之心，成就医学之梦

祝贺你们突破高考重围，加盟交大医学院，成为医学院的“小鲜肉”。同时，你们也可能是第一次离开父母过中秋节，也借这个机会，我预祝你们中秋节快乐。

敬畏承诺是金：不忘选择，一生交大人，一世医学情，珍惜不易

我用了五星红旗作为我PPT的开篇，因为我们都生在红旗下，长在红旗下。生在红旗下和长在红旗下的我们，最应该做的是什么？应该是也必须是爱国、爱校和诚信！承诺是金。刚才你们在老师的指引下庄严宣誓过，你们志愿怎么样、决心怎么样，要为祖国医药卫生的发展和人类身心健康奋斗终生——这是你们举手宣过誓的，是你们的庄严承诺。所以，从刚刚开学典礼到第一课开始，我想再次强调一下，你们既然作出了承诺，就应该信守你们的承诺。

我可能称得上是个微信、微博控，这能让我随时掌握我的学生们在学校的动态。上个月我看过一条微博，大概是一个研究生写的，他说：“交大医学院我又来了，三年的计划和努力终于让我站到你的面前，希望接下来的几年能够跟你一起努力，一起奋斗，不虚度此生，达成梦想。”现在网络上的负能量似乎依然不少，我偶然看到这股正能量，非常激动，差点给他回复了，但是我没有回，一回就暴露了我的微博名字啦。

昨天又看到一条微博：“正式从本科生变成研究生，争取三年后再拿一张红卡，虽然已经提前进入临床一个多月了，但是还是小小地有一点新鲜感。一生交大人，一世医学情。”这大概是本科毕业后，进入住院医师规培，拿专业学位的一个学生的微博。

这两段话让我很感动，今天讲课的PPT不是别人帮我做的，我的PPT都是我自己做的。这些信息也不是别人给我的，是我自己看到的。你们不要觉得校长又做科研，又做校长，怎么还这么有空上网——我上上网，可以了解大家的

心声。

但是，我在网上也看到2016年8月8日，有一位斯坦福大学的学者谈中国大学，用的标题是“学习无动力，人人都能毕业”。我摘抄了几个问题。有一个问题说：“研究发现，中国学生进入大学时具备的批判性思维技巧是全世界最强的，远超美国和俄罗斯的同龄人，但两年后他们失去了这些优势，究竟是怎么回事？”这个问题我不去评论，但是对于它的答案，我有点认同。作者的答案是：“让我抓狂的是，他们在大学里什么都不学，孩子们没有努力学习的动力，人人都能毕业。为什么高中比大学做得好？因为在高中阶段，家长会进行监督，如果觉得孩子未被严加督促，他们会率先打电话与老师交流。在老师看来，他们有让学生按时上课并通过考试的巨大动力。”

还有一个问题：“假如任命你担任一所大学的负责人，你会先改变什么？”作者最后说：“如果他们不管怎么样都会毕业，我们为什么还要督促他们呢？”这个我觉得有点没道理了。我的小孩已经大学毕业工作五年了，很显然我比你们爸爸妈妈年龄大。我一路走过来，觉得人一辈子会有不同的路，选择是最重要的。选择什么样的路？对这条选择的路，如何去走？这是决定人一辈子的事情。今天我在第一课上给你们声明一下，这不是校长、院长的第一课，而是一个老师上的第一课。你们不用把我的话当成是什么“长”的话，我就喜欢老师这个称谓。

我也曾经在博客上看到这样一段话：人骑自行车两脚使劲踩一个小时，只能跑十公里的路；人开汽车，一脚踩油门，一个小时可以跑一百公里。同样，你坐高铁，一个小时行三百公里；你坐飞机，一个小时就能跑一千公里。人还是那个人，同样的努力，在不一样的平台结果就会不一样，所以选择比努力重要。这些话也许不是哲学家写的，却很有哲理。你们今天选择了交大医学院。交大医学院门槛很高，我看了一下，2016年的录取线，在上海高于一本线50分，在内地省份，我们在30个省区市招生，今年在5个省区市中排名前五位，这是什么概念？就是交大医学院的分数线仅居于北大、清华、交大和复旦之后，在25个省区市中排名在前十位，比一本分数线高49到248分。我让招生办给我提供了这个数据，可见显然不是网络上八卦的那样，成绩不好的读医学，至少在交大医学院不是如此。我看，你们蛮痛苦的，要这么高的分数才能考上交大医学院。我是湖南乡下人，很希望能够为湖南的百姓做点事情，而我唯一能做的，就是招湖南的学生。结果你看，湖南的一本线是517，我们招进来的线是669，高了150多分，这么高的分数，我还能为家乡服务吗？

今天给你们讲什么呢？我就想讲三句话：敬畏历史，敬畏自我，敬畏未来。只有首先做到这些，你们才能成就医学之梦。

敬畏历史：追求卓越就是没有最好，只有更好，承担使命

敬畏历史，首先是敬畏自己的历史。你从幼儿园到小学、初中、高中跨入交通大学的门，已经走过了一段伟大而光荣的历史，要去敬畏自己的历史才会不忘初心。其次是要敬畏交通大学和交大医学院的历史，明确自己的使命。交大医学院的未来寄托在你们身上，如果入校那天没有敬畏历史的感觉，不能明确使命，你们就难以承担未来，交大医学院也就没有未来了。

在这里，我先简单讲一讲交大医学院的历史。有人说，1949年之前，中国有十大世界知名大学，交大医学院继承了其中两个大学的医学院，一所是1896年由美国人办的圣约翰大学，另一所是由法国教会办的震旦大学，这两所大学的医学院联合中德医学会办的同德医学院在1952年成立了上海第二医学院，1985年该校更名为上海第二医科大学，2005年和交大合并，成为今天的上海交通大学医学院。

大学的功能到底是什么？我认为大学的核心功能就是培养人才。怎么培养？首先，教育教学是培养人才的基本环节。在网络时代，人人都有手机，随时可以摄取知识，那教什么？怎么教？这是能够不断推进我们教育教学工作的问题，教育教学改革必须要师生互动，才能使其成为人才培养的助力。其次，科学研究是培养人才的重要途径。我个人认为，要围绕人才培养基点，开展科学研究。科学研究的目的当然是要看到成果，但在探索未知、服务人类的同时也要通过科学研究提高学生的创新能力，使学生变成真正与时俱进的人才。另外，大学还有服务社会的功能。大学服务于社会的方式是间接的，只能通过人

才培养和科学研究来实现。服务社会不等于一味地满足社会需求，还要有批评社会、推动社会进步的功能，只有这样社会才能发展。如果一个大学不能够超越时代发出声音，社会是难以进步的。最后，社会的进步是需要文化来传承的，文化看不见摸不着，但意义深远。文化传承的基础是道德，没有道德的教育是一种罪恶，大学之所以应该受到人的尊重，是因为大学有大德、大道、大爱、大师，有大精神，尤其是在医学领域。如果医学没有道德，拥有最高的医术也是没有用的。

这里插播一下，我前天在这个地方同英文班、法文班的新生家长进行了一次谈话。谈了一个半小时以后，我说，你们到了这个院子以后，突然发现交通大学医学院比你们高中还小，说是弄堂里面的大学，或者是弄堂里面的医学院。你们不要吐槽，交通大学医学院办的就是精品医学院。我们本科生只招 600 人，从来没有扩招过。600 人在这 109 亩地上，我们的学生一不留神就可以遇到大师级人物，一不留神就可以遇到国际知名人士在这里讲学。大学重要的是大师、大精神，而不是土豪金的大楼。所以你们不要吐槽交大医学院太小，我们是追求内涵的。如果搞 1000 亩地给我，我招 600 个学生，你们一年也难得见到一次大师级的人物，这个学有什么好上的呢？

其次，我觉得文化传承的核心是价值。你们生活在改革开放的年代，成长在改革开放的过程之中。你们也生长在八卦时代，成长在吐槽的年代。在这个时代，大学对社会价值的塑造，我觉得具有三种意义：第一是教育学生如何消除价值冲突；第二是如何选择主流价值；第三，作为交通大学医学院还有一个更重要的责任——为社会塑造新的价值。如果连大学都没有与时俱进、积极向上的价值，都在吐槽，那整个社会又会怎么样呢？

文化传承的核心是价值，高度是思想。文化如果是一个大学的厚度，思想就是一个大学的高度。同时，文化传承需要融合，融合就需要交流。交通大学医学院这几年，有 50% 左右的本科生都可以去海外游学一段时间，这就是为了交流。你们过去的高中面积可能很大，跑到弄堂当中的交大医学院来，也需要一种交流、一种融合，这也是为什么我担任医学院院长五年来，每年坚持给诸位新生讲两个小时的原因。你们不要误解，我不是在这里说教你们。

教育教学、科学研究、社会服务和文化传承等四个问题想清楚了，我们大学的定位就清楚了，我们大学的定位问题就是培养什么人的问题。你们不喜欢“一本”“二本”“三本”这些称呼，我也不喜欢。

培养什么人决定了大学的定位。培养卓越医学创新人才，这是我们的定位，也是我们的目标。在我心中，要培养卓越医学创新人才，首先我们的老师要是卓越的、有创新能力的。我们老师的卓越和创新从哪里来？只能从社会实践中来。什么社会实践？科学研究和医疗实践。交大医学院2005年有104项国家自然科学基金，到了2010年达到314项。据初步统计，医学院今年获得国家自然科学基金505项，这意味着有505种新的有原创性的学术思想在我们老师当中迸发。除了科学研究，医学院跟其他大学不一样的还有医疗实践。交大医学院有多家附属医院，17007张病床，占全市的1/5；出院人次占全市的1/5；手术人次占全市的1/3；疑难杂症占全市的1/2。国家卫计委评选的重点专科，医学院有74个，占全市的54%。交大医学院的医疗服务能力也很强，在过去的几十年中创下了很多第一，有兴趣的同学可以去院史馆了解下。所以，我可以很自信地说，交大医学院值得你来，也有能力把你们培养成卓越人才。当然，十年树木，百年树人，毕业了不等于就是人才，可能毕业后十年二十年才能看得出你是不是人才。有学生问我，什么是卓越？我觉得卓越就是没有最好，只有更好。

有了优秀的学生和优秀的老师，是不是就肯定能培养出卓越医学创新人才呢？不是。所以我们形成了交大医学院的办学理念，那就是：将一批今天极具优秀创新思维的学生和能够不断超越自己、极具优秀创新思维的老师聚合在一起，相互激励、共同超越，使我们的学生更加优秀，使我们的老师更加卓越，产生使学生和老师都终身受益的创新能力和智慧。有了理念、有了目标就需要有行动。我们的老师虽然非常优秀，但要把你们培养成卓越的创新人才，有一个基本前提，就是你们是自己愿意的。只有你们愿意了，才能实现教学相长。

在交大医学院，我们不单单以学生为主体，而是以教师和学生两者共为主体，由此形成了三个层面——临床、基础和科研训练的融合和协同，四个贯通——医学人文和职业态度的贯通、临床医学理论与实践的贯通、基础医学理论与实践的贯通以及科研训练和创新能力的贯通；通过这四个贯通，进而形成五个特色，即厚基础、强实践、重转化、树规范、融国际。医学院的整个教育教学活动都是围绕这些进行的，希望你们也能够围绕这些去主动作为。前年有一个美国的医学院老师告诉我，我们去游学的学生在课堂上不太提问，老师讲课时甚至有学生玩手机、聊微博，他说这样的学生就别让来了。我听了之后无地自容。你离开国门就代表中国，离开校门就代表交大医学院。从那以后，我们就紧缩了海外游学学生的比例，目的是提升海外游学学生的质量，不优秀的不能出去，必须进行严格遴选。不珍惜这些机会，怎么去共同实现打造卓越医学创新人才的目标？

敬畏自我：吐槽的社会，心静者胜出，明确动机，端正态度

敬畏自我，目的是成就智慧。首先，要在敬畏自我的过程中，明确自己的动机。人一辈子最重要的是选择，如果我当时本科毕业没有选择报考上海第二医科大学，可能就没有今天的我。一方水土养育一方人，不同的平台造就不同的人。你选择交大医学院的动机到底是什么？有的是为理想来的，有的是为了就业，还有人不知道是为什么原因来的。不管你是为什么而来，其实都是为了你的未来。你的未来必须由你自己承担责任，首先对自己负责，然后才能对社会负责。连自己都不负责的人，不要指望他能对社会负责。对于医学生来说，更要对人类负责，同时能够对交通大学和交大医学院负责。学校的未来在你们手上，你们出去了以后，读书期间的一言一行都代表交大医学院的形象，这种责任，必须人人去承担，交大医学院才能确定真正的国际地位。

第二，必须要有兴趣，有一种好奇心，我觉得教育最重要的功能是激发创造能力。医学教育确实需要讲求规范，但医学生也必须有一种探索真理的兴趣。没有创造的动力和活力，医学怎么能够进步？怎么攻克目前为止还不能攻克的困难？而这一切靠的就是我们医务工作者和医学科学工作者的好奇心和创造力，这种兴趣从你们进医学院的第一天就要培养起来，否则你们不过是个开刀匠，不可能成为名医。我给名医下的一个定义就是：病人不看不死心，同行不问不放心。名医要靠医疗实践加上医疗的科学研究才能成就。十年前，我经常讲一

句话：梦想点燃激情，激情成就未来。人要有一种精神，精神就是梦想，没有梦想就不会有激情，没有激情就不会有未来。我五十几岁的人，头发白了一半了，还充满激情，为什么？我有梦，这个梦不小，什么梦？前面说过了，要把你们打造成卓越医学创新人才的梦。如果我没有激情，我们的梦还怎么实现？

第三，要正确看待名誉和功利。读书期间，我们有奖学金，有“推免”，有三好学生、优秀毕业生等评选。大家都想要，它只能按成绩来排队。有些同学社会活动参与得多，多加了一分，你少考了一分，你就没有获得奖学金的资格。有人心里就不开心了，然后就给院长写信。每个学期我至少会收到三十几封学生的信，其中 80% 的信就围绕着功利两个字。对此，我想说，一个人要有舍才能得，什么东西都想得到，最终是什么也得不到的。能否正确看待名誉和功利，也是能不能成为卓越医学人才的一个衡量标准。绝不能单从追求名利主义出发而不讲道德，刚才讲了，文化传承的基础是道德。

敬畏未来：成就智慧，完善人格，善于改变的人才能够成功

2014 年有一名学生给我写了 E-mail。她有一门考试不及格，后面也没有去考。她说：“我现在真的悔不当初，可能是上天对我的惩罚，就晚了这么一点点，我就错过了申诉成绩等级、错过了申请上海户口的机会，我知道机会只给有准备的人，可是我现在真的认识到以前错了，今后我会脚踏实地地过每一天。毕业典礼那天听了您的演讲，我真的充满雄心壮志，相信我，以后我会努力过好每一天，会对得起自己。”她还说，“外地来上海打拼的感觉真的有点辛酸，一个女生远离家乡，在这里漂泊，强叔帮帮我吧，我真的很无助，在这里恳求您帮帮我，我的电话是……”

然后我给她回了个 E-mail。我说：“亲爱的同学，据我了解，我是给你上过第一课的，为什么等毕业典礼的时候才激动，我上第一课的时候却当作耳边风呢？”上海户口进不了啦，因为成绩不及格，让我帮帮她，我怎么帮？我能帮她造假，改成绩单，从不及格改成及格吗？给你留下上海户口，让我被“双

规”？我帮不了这个忙。所以说，在自己选择的路上，大家一定要坚持。我很喜欢乔布斯的许多话，因为时间关系，我不一一读了。他有几句话是：“你的时间有限，不要浪费于重复别人的生活。不要让别人的观点淹没了你内心的声音。”“你想用卖糖水来度过余生，还是想要一个机会来改变世界？”“活着就是为了改变世界，难道还有其他原因吗？”当然，我们没有他这么伟大，但我们至少可以让自己变成更好的人吧。他去改变世界，那么我们学医的，就不能够让自己的病人多活一点时间吗？中国发展得这么快，多活一年就能多看一年祖国改革开放的成果，能活着为什么不让他活着呢？这就是我们的使命。

不管你选择交通大学医学院的目的是什么，要实现它，必须先学会做人、学会思考、学会知识和技能，做一个关心世界和国家命运的人。要学好知识，我们必须掌握基本知识、基本理论、基本技能，这是成就自我的基础。我认为，掌握学习知识的方法比掌握知识本身更加重要。我不认为医学等于死记硬背，也不认为读书等于成绩，不认为成绩好的人就一定有很好的未来，关键要看成绩是怎么来的。我经常跟学生讲一句话：放暑假之前，正式考试，突击复习考了 90 分，暑期一过，回来考同一张卷子，还能考 65 分就谢天谢地了，这是背出来的。如果 90 分是死记硬背来的，而不是变成自己的知识考出来的，作用恐怕不会有多大。所以，读书不等于成绩，分数不等于能力，卓越医生不等于医学知识丰富，这几个不等式是我的个人观点。

我觉得你们从高中进入交大医学院，必须要求变。变什么？我很喜欢繁体字。不知道你们认识繁体字吗？我们祖宗发明这些字的时候是很有道理的。比如说读书的读（讀），要怎么读？要用嘴巴（言字旁）发言，要用眼睛（目）去看，又要用耳朵（横目）去听，还要做战士、不耻下问（士），这几个部分加起来才叫读书。上面战士的“士”就是初学者的心态。拥有初学者的心态是很了不起的事情，不要因为自己高考考那么多分，到交大医学院来了，就觉得自己很牛了。这里也许也有我的研究生，我每次都告诉他们，研究生是真正的专家，应该是你们来教我。因为我做的研究越来越广，怎么可能什么都懂呢？所以，医生也好，科学家也好，一辈子永远都是学生。我的老师王振义院士今天下午会在这里跟你们见面，93 岁了，他也一直在学啊，每天晚上看文献都是看到 11 点。

我们再看学习的“學”字，也是一样的。左边一个“习”，右边一个“习”，说明要反复学习；中间有两个叉，说明我们要批判式地学习，只有反复地批判式地学习，才是真正的“學”。所以，我们要变被动上课为主动上课，在课堂上担当主动的角色，不能像中学一样。为什么要上大学？就是要通过大学的几年学习，变成可以无师自通的人，所以必须“变”，这才能成就智慧。

智慧是生活的艺术，也是认知人生与宇宙真实的能力，有了智慧必能舍弃假象而了解真相。对于智慧而言，唯一重要的价值是回归宇宙的本真、本体、本然。智慧是洞察，是一种观察，它不会害己也不会害人，害人又害己就不是智慧了。所以说，智慧不等于聪明，智慧比聪明高几个层次。高在哪里？高在有智慧的人能够超脱自我，无我才能无私，无我无私、心地光明。

读书的目的是什么？培根说，在于造就完全的人格。现在追这个星追那个星，以为他有人格魅力，其实“星”没有多大人格魅力的。名医名师对你们来说，才是值得去追的，因为他们有人格魅力。有独立的人格，才可能有一种力量，这种力量是你救死扶伤、实现人道主义的基本动力。

所以我们要成就智慧，完善人格。善于改变的人才能够成功。要学会对自己负责，学会自省，学会自我反思，学会查找自己的失误。

成功没有捷径，你必须把卓越转变成你身上的一个特质，最大限度地发挥你的天赋、才能、技巧，把所有的人甩在你后面，以高标准严格要求自己，把注意力集中在那些将会改变一切的细节上，因为细节决定成败。变得卓越并不艰难，从现在开始，尽自己最大的努力去做，你会发现，生活将给你惊人的回报。

（本文根据2016年9月12日陈国强在上海交通大学医学院2016级新生入学教育上的讲话录音整理）

追求卓越，贵在坚持

亲爱的本科新生朋友们，我衷心祝贺你们，历经长达12年的中小学的苦读，经过中国特色高考的洗礼，终于突破重围，如愿以偿地进入交通大学医学院。

亲爱的研究生朋友们，我也真诚地祝贺你们，通过自身的努力，在激烈的竞争中，同样如愿以偿地留在或来到交通大学医学院，开启你的医学人生新篇章。

亲爱的同学们，欢迎你们加入交医这个大家庭，成为新的交医人。同时，我也借这个机会提议大家用最热烈的掌声和最虔诚的心情，真诚地感谢为了你们的成长而辛勤付出的父母、家人、老师和曾经的同学们。

说心里话，每年的6月和9月，都是我最期盼的时节，也是我最费心的时刻。因为，每次我都用心思考，如何与即将毕业的医学“老司机”们交交心，又如何给刚入学的医学“小鲜肉”们一些发自肺腑的忠告，并真心希望这些家常话能对大家更快地适应角色转变、更好地进入学习新状态有所帮助。

历经120余年的春华秋实和65载的风雨征程，尤其是2005年7月与上海交通大学合并以来，医学院师生与医务员工凝心聚力、锐意改革，始终以培养卓越医学创新人才为己任，砥砺前行、久久为功，不断取得快速发展，铸造了一个又一个的新辉煌。

正如我的老师王振义先生最近发表在《光明日报》的文章中所说：“上海交通大学医学院实现跨越式发展，迈上新的台阶，已发展成生命医学领域占据领先地位的‘国家队’，成为上海交大冲击世界一流的排头兵，被称为‘中国高等教育改革发展的生动案例’，走出了一条综合性大学建设高水平医学院的中国道路，谱写了积极探索和实践中国特色世界一流大学之路的新篇章。”

同学们，我可以自豪地说，进入交大医学院的学子都是曾经的“学霸”，至少从高考成绩上来说是这样。据不完全统计，在今年本科招生中，交大医学院的录取分数线继续保持高位。在上海，我们的本科录取分数线高出控制线65

分，名列上海市高校第3位，位列全国700多所在沪招生高校第6位；在全国，我们的录取分数线高于当地本科线150~200分，在6个省区市进入前五，在27个省区市进入前十。在研究生招生方面，竞争同样激烈，十几位甚至几十位考生竞争一个录取名额是常有的事。

刚才，临床医学八年制新生贾文清同学在发言中感叹：站在未来的起点，他不禁回首过往，成长的足迹随时光一路延伸至脚下，让他想起自己为何选择医学，为何来到这里。昨天，我们的林忠钦校长在校部新生开学典礼上嘱托大家要“立一等志向，成一等人才”。同学们，对照这个目标，正如我上周六与新生家长对话时所说：革命尚未成功，同学们仍需努力。交大医学院的校园很小，也许甚至比不上你的中学。大家不用为此而吐槽。实际上，交大医学院完全可以称得上是精品。在这里，你可以在不经意间遇到无数校内校外、国内国外的大师，只要你愿意。你看，今天你就在不经意间遇到了国际著名血液学家，国家最高科技奖获得者，依然奋斗在教学、临床和科研一线的王振义院士。等一会儿，王老师还要给大家讲话。这是多么幸运呀！此处应该有掌声呀！让我们感谢王老师！

在这里，你几乎每天都可以听到国际前沿的学术报告，汲取书本上没有的新知识，同样只要你愿意。我想对在座的新生们说，选择了医学就选择了奉献，选择了交医就选择了卓越。把你们培养成卓越医学创新人才，是交医的责任与使命，但你们最终能不能成就卓越，归根结底，还取决于你们自身的努力与坚持。刚才，你们的师兄，三个月前刚从临床医学八年制法文班毕业的杨溢博士说，当他拿到沉甸甸的博士学位证书，心中充满感恩之情的同时，也为自己的不断坚持点赞：坚持做一件事很难，做好一件事更难，但我更懂得坚持是力量，坚持也是人生的快乐。

同学们，对你们来说，在追求卓越的奋斗道路上，要心系家国，更要懂得贵在坚持。正所谓：“锲而舍之，朽木不折；锲而不舍，金石可镂。”医学专业的学习周期长，医生的成长周期更长，“怕自己坚持不下来”的疑惑也许困惑着你们。但是，我想说：

坚持是一种品质。这种品质能帮助你们收获学业上的重要果实，为追求卓越的医学人生奠定基础。

长期以来，我们自身、我们的家长、我们的社会、我们“严进宽出”的考试制度，都把考试、升学，特别是考上大学尤其是考上名牌大学等误当成教育和学习的终极目标，而忽视了对教育和学习持续性、系统性、一贯性等本质的关注。我们会看到不少高考成绩优异的学生，在大学期间渐渐淡出了优秀生的行列，因为他们还沉溺在过去的成绩之中，没有把对学习的那份坚持保留下来，投入新的征程。今天，我想郑重地告诉大家，作为一名大学生、一名研究生，特别是交大医学院的学子，你们过去的坚持，换来的仅仅是高考或研究生入学考试时的高分，获得的只是开启医学大门的敲门砖。因此，这绝不是你们发愤图强的终点，而是新一轮孜孜以求的起点。在追求和实现卓越的道路上，需要你们继续保持对学习的热情和坚持。唯有如此，才能在不断跨越、攀登医学科学的高峰中实现人生的价值。

坚持也是一种定力。这种定力，能促使你们不忘初心、认准方向，为追求卓越的医学人生筑牢信念。

医学是自然科学、人文科学、社会科学的有机统一体，更是一门强国的学科，因为人民健康是经济社会发展的基础条件，是民族昌盛和国家富强的重要标志。

“博学而后成医，厚德而后为医。”医学的卓越不仅体现在知识和技能，更应展现在深厚的人文情怀和高尚的医德医风，使医学成为“有温度”的学科。我深信，大家选择医学这条道路的初心都是真挚的、真诚的、坚定的，都是经过深思熟虑的，都怀有对生命的敬畏之情以及对救死扶伤的医学职业精神的崇敬之情。我为你们的选择点赞。但我更希望看到，今后无论何时，大家都能铭记和坚持这份初心，特别是在浮躁功利的社会大环境中，在因医患关系的某一方面被无限放大而被唱衰的舆论氛围下，这种定力更显珍贵，它也是我们追求卓越的医学信念的来源，而这份信念将引领我们迎难而上、攻坚克难。正所谓“立志不坚，终不济事”。我想，今后当大家面对诸如“我们是谁”的调侃时，能流露出一分淡定和坦然，而不是吐槽或无奈。

坚持更是一种态度。这种态度，能决定你们未来事业的高度与广度，为追求卓越的医学人生提供动力。

著名微生物学家、化学家巴斯德在与青年学生谈论自己的科学成就时曾说过："使我达到目标的奥秘，我唯一的力量就是我的坚持精神。"古人也说："立大事者，不惟有超世之才，亦必有坚忍不拔之志。"对在座的各位而言，你们今后的学医之路，既有坦途也有陡坡，既有平川也有险滩，既有直道也有弯路，很多时候，都需要葆有十年磨一剑和甘坐冷板凳的坚持不懈的精神，不受这个浮躁社会的影响，不心浮气躁，更不朝三暮四、相互攀比，学一门丢一门、干一事比一事，而要静下心来，把自己的心态摆正、理顺，做到内在有激情，外在显从容，做到心无旁骛、久久为功。

我始终相信，在医学的道路上，成大事不在于力量之大小，而在于坚持多久。所谓的才气，也从来不是与生俱来的天赐，而是坚持不懈的结果。但我也要提醒大家，坚持不是固执。坚持一旦沦为固执，人就容易钻牛角尖，容易充耳不闻、蔽明塞聪，无法把握为人处世的"火候"。正所谓"立志要如山，行道要如水，不如山，不能坚定，不如水，不能曲达"。

同学们，交医人的骨子里和血脉中充斥着、也流淌着追求卓越的文化基因和坚持坚守的文化品格。人可以不伟大，也可以不富有，但在任何时候都不能懈怠甚至放弃肩上的责任。责任让我们变得坚强，责任成就我们的勇敢，责任也让我们知道关怀和理解。

我衷心地希望大家努力践行刚才已经庄严宣告过的医学生誓言，不断成就智慧、完善人格，努力学会做人，努力学习知识，与交医一起创造属于自己的、无愧于时代的卓越医学人生。

（本文系 2017 年 9 月 11 日陈国强在上海交通大学医学院 2017 级新生入学仪式上的讲话）

自觉“增负”笃学，立心塑魂成才

刚才你们身穿白袍，庄严宣誓，这意味着“健康所系、性命相托”，你们献身医学的人生已经正式启航。在这里，我代表上海交通大学医学院热烈欢迎你们，衷心祝贺你们凭借自身强大的硬实力，在激烈的竞争中脱颖而出，并为你们择医为业的初心点赞。当然，此刻，我们也应该把最热烈的掌声送给为你们的成长不计回报、倾心付出、默默耕耘的父母和师长们，对他们真诚地道一声“谢谢”！

同学们，交大医学院已经成为你们挥洒青春、向未来起航的地方。我相信在你们作出选择之前，对她已经做了深入细致的了解。在这里，我无意赘述，期待在未来的岁月里，你们能够静心品味她，真心爱护她，细心呵护她，努力使她真正成为你们心目中的“康桥”。

我也深知，你们能够来到交大医学院非常不易，倾注了大家难以言说的艰辛甚至磨难，因为在今年的本科招生中，交医的录取分数线继续处在高位。在上海，我们的高考录取分数线高出控制线 76 分，名列上海市高校第 3 位，其中临床医学八年制法语专业和八年制口腔医学专业更是占据了上海录取分数最高的三大专业中的两席。在全国 30 个招生省区市中，我们的录取分数线在 12 个省区市中位列所有高校前五，在 29 个省区市中排名前十。研究生招生的竞争同样激烈，有些专业方向甚至可以用惨烈形容。对此，我感到非常欣慰，因为我们可以骄傲地说，能够成为交医的学生，你们都是最出色的。

但是，我依然想说，今天的出色并不能代表你明天的辉煌。进入大学，尤其是进入交大医学院，你们不是如释重负了，而是要面对更大的艰辛和挑战，因为选择了医学，就选择了温度、情怀和责任，选择了交大医学院，就选择了卓越、奉献和奋斗。在这里我必须再次为你们的选择点赞，为你们心中的大爱情怀、奉献意识和担当精神“打 call”（加油）。

当前，我国正在实施健康中国战略。交通大学医学院正处于建设“世界一流、中国特色、上海风格、交医特质”的一流医学院的新征程中。我们为置身于这个新征程而充满自豪，更深知这条路充满艰辛。在我心中，它是否成功，最关键的是你们能否成为一等人才，因为交大医学院始终将造就有灵魂的卓越医学创新人才作为我们的核心使命。

大家知道“不忘初心，方得始终”，同时更应该知道“初心易得，始终难守”。昨天，我们的校长林忠钦院士在上海交通大学2018级新生开学典礼的主题演讲中寄语新生“志存高远，惜时如金”，并诘问：作为本科新生，你们是否做好了读大学的准备？作为硕士研究生，你们是否充分理解读研的意义？作为博士研究生，你们是否有攻坚克难的勇气？在这里，我真心期待大家认真思考，用实际行动回答好这“为学三问”，并鞭策每一位交医人加倍奋斗、脚踏实地，不负历史与时代的嘱托与期盼。

同学们，我一直推崇“领先源自梦想，梦想催生激情，激情成就未来”。在筑梦、追梦、圆梦的征程中，我们务必催生并拥抱激情，努力提升智慧，成就一个知识渊博、不断挑战自我、勇于守正创新的人。虽然从高考成绩来看，你们都是出色的，智商肯定也是很高的，但是，大学教育不同于中学教育，大学学习更不同于中学学习。我们说，给中小学生“减负”的同时，要给大学生合理“增负”。“增负”就是要求学生不断地学习，给自己加压、充电，这也是提升智慧的必要途径。

长期以来，交大医学院不断致力于教育教学改革，着力提升学生的学业挑战度，增加课程难度、拓展课程深度，严把出口关，努力杜绝轻轻松松就能毕业的情况在这里发生。

“增负”需要我们的教师和学生同频共振、共同努力，但主要还是取决于你们的自觉。我们务必自觉感悟医学的真谛，努力挖掘对医学的兴趣。有兴趣就会学得开心、学得专注、学得高效，才能面对困难不后退，才能持之以恒。要自觉拒绝平庸、追求卓越，舍弃功利、登高望远，绝对不要以还过得去的成绩成功换取一纸毕业文凭而自豪。我们务必立场坚定地倡导积极主动、活学活用、学以致用的学习观，切不可选择做“佛系青年”，因为你今后面对的是性命相托的场景。

大学学习的目的不是考试，尽管优秀的考试成绩是必须的。考试不是衡量一个学生的绝对标准，人的全面发展才是我们的目的、尺度和根本，尽管为了所谓的公平我们只能以分数作为成绩绩点的重要依据。你们面对的是快速发展的时代，“健康中国”的建设需要你们的努力，更需要你们的创新能力。医学研究和医疗模式也正在发生改变，以人数据为基础的精准医学模式和人工智能医学模式必将来到我们身边，这既需要我们的知识深度，也需要我们的知识广度；既需要深厚的生命医学知识，也需要数理化等基础知识的支撑。请记住，书到用时方恨少，学习是你们的第一要务，把更多的时间花在读书上是对你们的基本要求。同学们，天分不是与生俱来的，安分是会吓跑天分的，而成为强者也一定是勤奋的结果，正所谓“书山有路勤为径，学海无涯苦作舟”。成功没有捷径，勤奋是唯一的选择，也是最朴素最实用的路径。

同学们，在学习的同时，我们务必努力成就智慧、完善人格，培养情商、爱商，成为一个有温度、有灵魂的人。医学的本质是人学，是科学与艺术的结合，是自然科学、人文科学、社会科学的统一体。如果医学离开了人性，丧失了底线，失去了温度，也就失掉了灵魂。对方将性命相托于你，你务必拥抱以情怀和灵魂。正如刚刚获得第四届上海市教育功臣称号、我们德高望重的邱蔚六院士所说，在“博学、勤思、大爱、精诚八个字中，大爱、精诚是专门对医学生讲的”。的确，对医者而言，对生命的尊重、对患者的关爱、高尚的医德、精湛的医技都是“有灵魂”的体现，而所有这些品质，都需要你们在日常学习和实践中、从老师的言传身教中，潜移默化地去体会、去感悟，进而去实践。“有灵魂”也是由医学这门学科的特殊使命决定的。医学在人类文明和社会发展进程中扮演着重要角色，人民健康更是我们向往的美好生活的应有之义。如果我们的医学生没有一种为人类健康而投身医学事业的理想抱负和雄心壮志，那将愧对你们刚刚穿上的这身白袍，愧对刚刚许下的医学誓言。

本科新生们，你们大多数是第一批00后大学生，自带很多标签。但我们必须在努力做到自尊、自信、自爱、自重、自励的同时，学会开放与共享、以诚待人、厚道做人，多积累点人文修养和审美情趣，不断夯实尊重、包容、耐心、爱护、温暖、意志、耐受挫折等医者必须拥有的品质，增强表达和沟通、理解他人及与他人相处的能力。当然，我还希望你们能够自觉锻炼身体、增强体质，因为强壮的体魄是日后从事医学事业所需的基本素质之一。

同学们，在学医的道路上，有风有雨是常态，风雨无阻是心态，风雨兼程是状态。事业的伟大不仅在于目标的华丽，更在于过程的壮丽。我衷心地希望大家能自觉“增负”笃学，立心塑魂成才，在喧嚣中保持一份清醒，在激荡中保持一份从容，在功利中保持一份淡定，心无旁骛，为强国复兴求真学问，练真本领，始终保持青春朝气、年少锐气，勤学苦读，全力以赴，不断激发自身无往不至、无坚不摧的能力与潜力。

同学们，请记住，世上永远没有完美的事情，永远有困难和麻烦，唯一的解决之道就是面对它、解决它，正所谓知易行难。让我们拒绝抱怨、少些空谈、多干实事，在实践中反思，在磨砺中锻造，在历练中成长。

（本文系 2018 年 9 月 10 日陈国强在上海交通大学医学院 2018 级新生入学仪式上的讲话）

拒绝功利坚守学医初心，牢记使命不当“光想青年”

亲爱的新生孩子们，亲爱的研究生同学们，不管你们是首次成为交医人，还是重返校园深造，不管你们来自天南还是地北，我代表交大医学院，并以强叔个人的名义，热烈地欢迎你们。此时此刻，我和你们的父母、亲人、中学老师一样欢愉，你们过关打怪的精彩人生，又迎来一重新的境界。面对你们一张张生机勃勃且满溢好奇的面孔，我充满骄傲，因为如愿以偿的，不止是你们，更有交大医学院——交医，这个既充满专业精神，又具有人文情怀的典雅精致的医学院校，有了你们，交医才会一次又一次能量充沛、满血创新。今天，你们也有了新的身份——交医人。刚才，你们穿上白袍，举起右手，郑重许下医学生誓言，这是你们无数前辈，也包括我，都念诵并且实践了一生的承诺。你们将从此献身医学，扛起一个交医人的担当与责任。选择了医学，就选择了温度、情怀和责任；选择了交医，就选择了卓越、奉献和奋斗。就在我们刚刚对上眼神的那一刻，我就坚信你们今后这几年会是这样的模样：左手握着理想，右手扛着坚强，满怀激情，锻造理想，苦学本领，勤练内功，不失情怀，充满担当，成为有济世之能，更有济世之魂的卓越医学创新人才。

同学们，过去九年，每年的入学讲话和毕业典礼演讲已经成为我最认真的，也是最重要的工作，这也是我不忘初心、一以贯之的一份坚守。“感人心者，莫先乎情。”作为交大医学院院长，更作为一位教师，我本着知行合一、以知促行、以行求知的心情，真心希冀你们踏进医学大门时扣好第一粒扣子，砥砺你们离开交医时不忘来路、走好正路，坚定医学信念，做最好的自己。说实话，这也是我最难的、压力最大的一份工作。如同我做科研一样，我不愿意今天重复昨天，在有限的时间内重复每年的讲话。“聪者听于无声，明者见于未形。”为了你们自己，我还是希望你们能够抽点时间，去认真体悟一下我过去的新生入学讲话和毕业致辞，预先体会一下一位长者心中的医学真谛和学校对你们的期待。

今年8月19日，第二个中国医师节来临之际，说唱神曲《我是医生不是神》爆红网络，既魔性又真实地道出了医生的心声，也充分体现了医学人的聪明、睿智、刚强和多才多艺。学医课程多、学制长，成长速度慢，大家都说“学医苦逼”。同学们，鲁迅说过，“不耻最后”，即使慢，只要驰而不息，纵会落后，纵会失败，但一定可以达到他所向的目标。其实，成为交医人本身就不易，聪慧的你们，悬梁刺股十余年，才能一日看尽长安花。最近，你们的学长时常在网络上感叹：如果晚生几年，我也许成不了交医人。的确，这些年，交大医学院的录取分数线始终保持在高位，研究生招生的竞争同样十分激烈。这一方面反映出全社会在建设健康中国的大环境中，在正确舆论的引导下，对服务人类健康事业、推进人民对美好健康生活的追求有了更积极、更深刻、更全面的认识，医生的社会地位在不断改善和提升，另一方面也反映出交大医学院在百姓心中的口碑和社会声誉正持续上扬。对此，我们有自豪，更有压力。面对你们这些高分考生的青睐，面对家长的信任，面对百姓特别是病患的期待，交大医学院如何踏踏实实履行自己的根本使命，把你们造就成真正有灵魂的卓越医学创新人才，我们每一位交医人都必须直面、认真思考，这是我们不断深化医学教育改革的初心和动力。将压力转化为动力，交医人才会更加坚强、更有底气，将责任转化为行动。作家高尔基说过：“青年是世界的创造者和主人，他对地球上的一切不幸负有责任，而争取生活中的一切美好事物的荣誉，也都是属于他的。”——这个世界，将因为年轻的你们，以及永远年轻的交医，而减少不幸，增加美好。

同学们，今年的毕业典礼上我说过，在成功道路上，你的敌人永远只有你自己，认识并改变自己，是成功人生的敲门砖。我们要多一点激情和梦想，少一点矫情和空想，多一点思考和理性，少一点吐槽和任性，不做“杠精”，不做“戏精”，更不做“柠檬精”。就在前天下午，我与临床医学八年制法语班、五年制英语班的家长做了 90 分钟的坦诚对话。在对话中，我突然发现你们的父母和你们都是独生子女，我称之为“独二代”。在所有的问题中，我都感觉到功利的倾向。于是，在对话中，我大声疾呼：我们必须拒绝功利。任何以功利为导向的思想和学习，终将难有作为，甚至使自己扭曲乃至堕落。过去的寒窗，让你们不得不功利地争取分数。现在，回归童心吧！以好奇心和想象力驱动的医学学习，可以让你们变得更聪明、更智慧、更淡定。

医学是人学，直接面对人的生命。医学知识既饱含生命的逻辑性，也时刻呈现出生命的整体性、系统性和协同性，更凸显出医学的不确定性和辩证性。学好医学除了死记硬背，更需要逻辑思维、系统思维、辩证思维、问题导向思维和科学思维，也需要宏观思维和微观思维。青春洋溢的你们，拥有这些思维，才能从沙粒变成珍珠，从石头化作黄金，更让枯枝长出鲜果，沙漠布满森林——这是医学的本分，也是医学的美与快乐。成功者，都是在别人荒废的时间里脱颖而出的。人类的进步，所依赖的无非“奋斗”二字。大学时光，可以微醺，可以恋爱，可以“轰趴”，同时也要提醒自己自律。莫将大学当作高三的延伸，不会再有班主任让你们“周周爽”，为考试而被动学习必得转变成为了未来担当而主动学习；莫失学医的初心、莫忘医者的使命，方能战胜怠惰、扔掉被动，别问学习哪门课程有什么用，更别成为“光想青年”和“自鸽选手”。“业精于勤而荒于嬉，行成于思而毁于随。”唯有如此，交医的创新与担当，才能在你们身上薪火相传。

医学不仅属于科学，同时也属于艺术。今天下午你们看过以王振义为原型的话剧《清贫的牡丹》，就会体会到医学的温度与情怀。现代医学教育始祖、临床医学泰斗、医学人文与教养的践行者和倡导者、今年逝世百年的伟大医学教育家威廉•奥斯勒说：“医生应当是不竞争、不喧嚷的，他们的天职就是扶伤、救穷、治病，最好的医生也是最不为人所知的。”他在《生活之道》中写道：“要养成良好的习惯，成功并不在于头脑，而在于把握今朝的习惯，正所谓：处事，不以聪明为先，而以尽心为要；待人，不以利益为急，而以欢喜为上。”请谨记这些金玉良言，善用自己的天赋，做好每一件事情。同时，一屋不扫，何以扫天下？学好医学的同时，也请不避微不足道的小事，敬畏细节，敬畏生命，敬畏弱者，敬畏未来，方能成就医学的温度、生命的宽度、科研的厚度，厚植家国情怀、生命情怀、人文情怀。唯有如此，我们才能成为有灵魂的医学人才。

同学们，“青春虚度无所成，白首衔悲亦何及”。过去不能回头，现在可以把握，未来可以开创。昨天成功已成逝水，未来辉煌需要奋斗。初心如炬，使命如山。你们恰逢其时，即将迎来新中国成立 70 周年华诞。我国正处于建设健康中国的关键时期，也正处在中华民族伟大复兴的最好时期。新时代，“天将降大任于是人也”的初心所催生的意志力，才是更持久、更深沉的力量。“道虽迩，不行不至；事虽小，不为不成。”奋斗永远是青春最亮丽的底色。未来已来，人工智能时代近在眼前，咱们总得跑赢机器人。要创造新知识，用好新技术，就得使自己的思维视野、思想观念、认识水平、胸襟和格局跟上越来越快的医学发展，为勇做人类生命的守护神，走在医学前沿的奋进者、开拓者、奉献者而不畏艰难，砥砺前行。

同学们，“大学之道，在明明德，在亲民，在止于至善”。止于至善，是一种以卓越为核心要义的至高境界的追求，是大气、大真、大爱、大诚、大智，是从自我到无我境界的升华。自尊、自爱、自信、自律，方能营造爱国荣校、尊师重教、充满大气大爱的校园文化。请尊重严格要求你们的老师。严是爱，松是害，不管不问会变坏。明天就是教师节，我提议大家用最热烈的掌声，向曾经教育过你们和即将成为你们老师的辛勤耕耘的人类灵魂工程师们送上节日问候，致以崇高敬意。

三天后，便是中秋佳节。我提前向大家送上节日的祝福，并提醒大家记得给父母和曾经的老师、同学们送去一声问候。请记住，父母和老师对你的感情是天底下最无私、最持久、最不可割舍的，也是最伟大的。

青年盛，则国盛；医学强，则国强！奋斗吧，同学们！

（本文系 2019 年 9 月 9 日陈国强在上海交通大学医学院 2019 级新生入学仪式上的讲话）

选择学医意味着什么

医学是直面生命的学科，从这个意义上讲，医学既是最崇高的，也是最具挑战性的学科。所以我们说，选择了医学，就选择了奉献，更选择了责任。

在这次新冠疫情防控战中，我们的医护人员就很好地诠释了这种奉献、这种责任、这种担当。今年2月，我们在向全国的高三学子发出的一封信里就写道："如果你曾立志治病救人、守护健康，请相信自己的选择，不要因病毒的肆虐而退却。如果你曾立志博极医源、泽被天下，请相信自己的选择，不要因暂时的困难而畏缩……爱医学，此刻就是最好的时刻！"

正是医学的这种特殊性，决定了学医这条道路的艰辛，也意味着更多的付出。我一直说"博学而后成医"，这里的"博学"包含几层意思。

第一层就是我们的医学生在院校学习阶段，其学业任务要比其他很多专业的同学更重，学习的内容更广泛，学制也更长。这是医学人才培养的特殊规律所决定的，也是必要的知识积累期。

从我的经验来看，医学课程虽多，医学教材虽厚，但只要掌握了正确的方法，也能把书读薄、读精、读透，因为生物是最精密也是最有逻辑的有机体，你只要掌握其中的基本逻辑，就能融会贯通。同时，这种逻辑和思维能力的训练会让你终身受益。

第二层就是我们的医学生在学习中要广泛涉猎。除了学习医学相关的基础知识，还要紧跟医学科学的发展趋势，更要重视医学史、医学人文、医患沟通、卫生政策法律等课程的学习。因为医学是自然科学、社会科学和人文科学的有机统一体，生命也是一个整体，医疗救治也是一个人与人互动的过程，这些都需要方方面面的知识与技能来支撑，切勿自觉或不自觉地陷入"专"而不"博"的迷雾之中。

第三层就是学医是个终身学习的过程。因为医学充满不确定性，我们并非全知全能，生命在延展，医学在发展，我们的知识必须更新。大家的目光要更长远一点，知识结构要更广博一些，历遍海洋方能无惧沟渠，一览群山则需登极顶，见多才能识广。

今年是我择医为业的第 40 个年头。40 年前填写高考志愿时，我选择了医学，记得父亲曾对我说过一段话："医学事关人命，马虎不得，不是随便谁都能去做的。"这句朴素的话语道出了医学的真谛，让我永远铭记。

今年也是我担任上海交通大学医学院院长的第 10 个年头，这 10 年，让我更加深刻地感受到医学是强国的学科。

我希望我们的医学后浪们能够成长成为"眼中有光、胸中有志、腹中有才、心中有爱"的医学人。

因为眼中有光，方能使你富有激情和梦想，炯炯有神、朝气蓬勃，令你的步履更加坚实有力。

胸中有志，方能让你不迷失、不走偏，保持定力、永不懈怠，树立远大而坚实的志向，在反思中进步，不屈不挠，追求科学梦想。

腹中有才，方能使你创新克难，造福病患，"博学而后成医"。

心中有爱，方能赋予医学以温度，护佑生命，燃起生命的希望，越是物化的时代、越是物化的医学越需要人文精神的回归。

我由衷地期待着你们这些眼中有光、心中有梦的优秀少年，能够在收获的秋天满怀自信，坚定地走上医学道路。我们这些前浪们也定将和你们一起，用心呵护闪闪发亮的医学初心，一起传承悬壶济世的志向，一起探究生命健康的本源，去成就你们人生新的阶段，去创造你们真正的不同寻常。

（本文发表于《健康报》2020 年 8 月 5 日第 5 版）

终有一天，你们的名字也会熠熠生辉

开学了，从前很平常，今年不寻常。为了我们今天的相见，中国人民付出了举国奋战的代价——9 月 8 日，那个隆重的表彰大会，共和国把最崇高、最隆重的礼遇，“共和国勋章”和“人民英雄”国家荣誉称号，颁给了 4 位医生，你们的前辈同行。国有大疫，更有大医；白衣披甲，国运所系！你们赶上了一个医者责任重于泰山的时代，国家从来没有如此信任、如此重视又如此尊敬你们即将从事的行业。此刻站在我面前的你们，在报考志愿上提笔写下上海交通大学医学院时，眼前一定闪过了很多抗疫医生的名字，一定闪过了连夜出征的逆行天使的面庞，正是他们，“摧锋于正锐，挽澜于极危”，才让共和国重归安宁祥和，让你我今天平安相见。我坚信，你们的名字，也终有一天，会同样熠熠生辉。

2020 年，有人说是新冠元年，这是人类历史上值得永远记忆的一年，也是岁月给你们的人生留下的一份无法拒绝的“礼物”，这份“礼物”改变了我们，甚至将重构人类文明、人类未来。已经改变的，我们仍历历在目；将要改变的，我们且惊且疑，尚难预测。但有一个变化是确定无疑的，那就是——生命至上、健康为要的意识已深入人心。天下之所重，莫大乎生死；救人之生死，莫若乎医。医学强，则国强；医者尊，则有生命尊严。医者，理应且正在成为最受敬重的职业！祝贺你们，有幸接棒这份神圣的职业尊荣。

为学须先立志。你们这一代，有理想、有担当，思想更自主，人格更健全，选择更独立。我很高兴地看到，越来越多的同学历经比往年更加艰苦、更具挑战性的高考备考或研究生面试，立志博极医源，悬壶济世。选择了医学，选择了交大医学院的你们，都是各地的“学霸”。在这里，我代表交大医学院，也以我个人的名义，对你们的厚爱表示最诚挚的敬意，对你们的到来表示最热烈的欢迎，举起双手，为你们“打 call”！

当然，你们的选择，一定不能是一时兴起的，而应该是谋定而后动的理性选择。爱上医学，就是一生一世，不能水性杨花，更不能浮夸浮躁。良医处世，不矜名，不计利。选择了医学，就选择了温度、责任和永远奉献；选择了交医，就选择了卓越、创新和持续奋斗。学医很苦，但治病救人，妙手回春，带给医者的成就感也将无与伦比。在此，我衷心期待你们坚持梦想，保持定力，为成为伟大而崇高的医者打下坚实的基础。

同学们，过去十年的入学和毕业典礼上，我已经 n 次讲述并不断升华强叔心目中的医学之道。疫情期间，我曾在《人民日报》等报刊公开发表过我对当代医学教育的思考。有识之士，贵以近知远，以所见知所不见。这些思考，对于你们系好成为崇高医者的第一粒扣子，或有值得借鉴之处。刚才，附属瑞金医院院长宁光老师也说过，既然选择了医学，就请你们做好准备，按照更完美的要求塑造自身。大家都知道，医学是有大功德的，医者是人民健康的保护神，也应该成为健康榜样。此刻，我想和你们分享我的一份快乐：上个月，1984 年以来原上海第二医科大学到现在的上海交通大学医学院的六位院校长和六位党委书记，一位都不少，聚在一起抚今追昔，谈天说地，并合影留念。无论是 90 多岁的王振义校长和潘家琛书记，还是年过八旬的王一飞校长和余贤如书记，都精神抖擞，健步如飞。毫无疑问，我们的老校长、老书记要求别人做到的，他们自己首先做到了，正人先正己，正己则生威。他们成了健康的榜样、长寿的榜样。

世界卫生组织早在 1948 年成立之时，就在其宪章中指出：健康不仅仅是没有身体疾病，而是一种身体、心理、社会功能三方面的完满状态。所以，我期待大家去做的第一件事是，无论是本科生还是研究生，在未来岁月里，务必自觉加强体育运动和劳动锻炼，增强体质，健全体魄，这是未来从医的身体基础。志存高远的同时，还要加强心理保健，提升心理素质。每年，交医都有个别学生因为学习压力大，出现心理障碍，甚至不得不休学或退学，令我扼腕。我们既不要好高骛远，总想“C 位出道”，也不必妄自菲薄，总说“我不如人”。海纳百川，有容乃大。若想有远大前程，需要奋力打造实力，也需要修身养气、心胸宽广。天外有天，不与别人攀比，方能悠然自得。决定未来是否成功的，不一定是你今天的学习成绩和排名，而是你的格局和眼界，你的品格和修养，你为人、为学、为医的底线和原则。医者，也是在风雨中起跳的舞者，在不确定中、在巨大压力下救死扶伤。在这条既有荆棘密布，也有鲜花盛开的道路上，只有成就人格、完善智慧、学思践悟、行循自然，永远在奋斗中做最好的自己，才能带给自己安全感。良好的心理素质和心理安全，对从医者，对你们，是一项重要要求。诚然，我们需要适应社会，适应时代，但是作为以世界一流为目标的上海交通大学医学院的一员，更要有医学强则国强、交医强则医学强的梦想和勇气。

同学们，医学生学制长、课程多、学业压力大，大学学习，绝不是中学学习的延伸。我始终认为，医者应该具有贵族精神和精英气质，而医学教育则是一种精英型职业教育。这种精神气质是在潜移默化中养成的，投射在你的举手投足，体现在你的日常心态，更落实在你的社会责任感。我们要向前辈学习，向抗疫英雄学习，锤炼社会责任意识，决不做精致的利己主义者。我们当然要不断甚至终身关注医学知识和技术，也要注重考试成绩，但更要为未来而学习。请多读“无用”之书，拒绝实用主义和功利主义。今日之“无用”，也许明日最有用；请多读历史，读史使人明智，且知敬畏，特别是医学史和科学史；请培养自己的人文情怀，学习并在与医患的沟通实践中用心体味医学人文，敬畏生命，敬畏细节，敬畏弱者，做有灵魂、有情怀的人；请培养自己的国际视野，厚植全球健康理念；生命在延展，医学在发展，要紧跟医学科学的发展趋势，积极适应新时代科技革命和产业变革的要求，涉猎大数据、云计算、人工智能等前沿学科；更要培养求真求善求美的科学精神，练就天马行空的科学思维，让脚踏实地的科学实践与创新文化融为植根于你内心的修养。要实现这样的学习目标，除了课堂和考试成绩，更要努力发现自己的天赋，功夫或在课堂外。所有的汗水不会白流，所有的思考终有回响，筚路蓝缕，成功必定在望。

交大医学院并不完美，她离实现世界一流的目标依然非常遥远，有时候甚至会让你失望。但是，交大医学院的老师们都会努力为你们搭建成长成才的平台，助推你们成为卓越医学创新人才。

借这个机会，我宣布一个好消息。为进一步鼓励研究生勤奋学习、刻苦钻研，减少他们的后顾之忧，医学院决定，从本月起调整研究生最低津贴标准，除了学业奖学金外，硕士研究生津贴提高到 2500 元 / 月，博士研究生津贴提高到 5000 元 / 月。医学院、附属医院和导师都下了最大决心，掏出真金白银，来做你们的“天使投资人”，就是希望大家能静下心来、心无旁骛，厚植科学家精神和大医情怀，为面向世界科技前沿、面向经济主战场、面向国家重大需求、面向人民生命健康，开展真正的科技创新而学习，为“健康中国”而贡献青春和才华。

同学们，不负韶华，未来可期。医学大家叶天士留给子孙一句忠告：“医可为而不可为。必天资敏悟，读万卷书，而后可以济世。不然，鲜有不杀人者，是以药饵为刀刃也。”心怀家国，厚积薄发，方能不负健康所系、生命所托。

最后，送你们一句座右铭，可时时反省：学不贯今古，识不通天人，才不近仙，心不近佛者，宁耕田织布取衣食耳，断不可作医以误世。同学们，属于你们的时代已呼啸而至，相信你们绝不会辜负。努力吧，少年！

（本文系 2020 年 9 月 14 日陈国强在上海交通大学医学院 2020 级新生入学仪式上的讲话）

在卓越中创新

新学期开学至今已经一个多月了。每年我都会和新生进行座谈，今年我选择了与你们卓越医学创新班的同学座谈，主要是因为你们这个班今年是第一届，实际上是试点班。试点的效果如何，关键在于能不能把“第一粒扣子扣好”。所谓试点，就是摸着石头过河，在顶层设计和摸着石头过河的过程中逐步完善。你们这个班今年试点的成效，也有助于我们决定未来如何对这个班进行改革、调整、优化。这就是试点的意义所在。

对大家最关心的一年后的专业选择事宜，我想谈一下自己的看法。

首先，我要代表医学院表示歉意。大家入学一个多月了，目前除了儿科学外，还没将你们一年后将要选择的四个专业的全部老师都请来，为大家全面地介绍一下这几个专业的情况。但是，也希望大家能够理解，毕竟开学到现在只有一个月，而我们选择专业的时间在一年之后，大家不要太着急，接下来的时间里，我们这四个专业的老师以及其所在的学院的院长，一定会来给大家详细介绍这四个专业的内涵。

现在，我简单笼统地介绍一下这些专业。临床医学，交大医学院排名全国第一，你们很多同学可能在高中时就把读临床医学作为目标，就是想着读临床医学才来考交大的，希望能行医。这很好，但，路在自己脚下。人的这一生，并不仅仅是你们之前所听闻的“别输在起跑线上”，而是“别输在远离自己的内心，没有选择自己认为应该选择的方向”。我觉得你们这一代，是能够独立思考的、独立的、有担当的、更有自己的想法的一代。对这四个专业中的临床医学、口腔医学以及临床医学儿科学方向，大家没有什么顾虑。坦率地告诉大家，交大医学院在2012年恢复临床医学儿科专业方向招生的时候，面临的压力很大，担心报考儿科专业的学生分数会不高，但我们依然坚定地招生了。因为我们觉得随着计划生育政策的放开，生育率逐渐提升，儿科事业是极其重要的。恢复招生后，我们发现报考儿科方向的比报考临床医学五年制专业的录取分数线每年要高2～3分，这也让我感到很自豪。这几年，我们选择儿科事业的临床医学专业的学生越来越多，不仅仅是交大医学院，全国各大医学院校都是如此。即使没有就读于儿科学方向的，毕业后选择儿科的医生也不少，而且每年都在增长。这是一个好的趋势。

相较而言，大家对预防医学的顾虑会多一些。我先讲讲预防医学的重要性。有人总结过，人类在过去的200年时间中，为什么寿命越来越长？不只是因为医学的进步，还因为三大发明。哪三大发明？第一个是水泵的发明，因为有了水泵，有了水龙头，大家可以饮用清洁的水，也能做到“饭前便后要洗手”，减少了因不洁水源造成的疾病的发生。第二个是抽水马桶的发明，解决了人和人的排泄物分离的问题，减少了细菌感染等情况的发生。第三个是造房子打地基时铺在地面上的防水胶，这种胶的具体名称我忘了，它能起到防潮作用，减少了细菌滋生的空间。这就是预防医学的领域。习近平总书记说，预防是最经济最有效的健康策略。你们想象一下，如果今天这样的时代，我们还没有水龙头、抽水马桶，房子和地面之间没有防水胶的隔离，我们的健康水平会有如此大的进步吗？为什么新中国成立前，国人的平均预期寿命只有30多岁？

同时，预防医学又有三个悖论，我想，这也是你们纠结的原因之一。一是预防医学做得越好，越没有功劳。就是把预防做好了，大家都不得病了，在疾病防治方面就越没有功劳了，而我们恰恰又生活在求功求名的时代，大家都希望成名。二是预防医学做得越好，社会经济负担越重。因为大家都少得病、不得病了，但衰老是人的自然规律，衰老之后，各类慢性疾病还是会发生，大量老年人患上慢性疾病，整个社会的负担就会越来越重。三是预防医学做得越好，临床医学发展越不行。没有人或只有少数人得病，病人就少了，医院和医生的发展空间也就小了。

但是，非典病毒和今年的新冠疫情足以让你们相信，预防医学与公共卫生专业在国家中的地位会越来越重要。今天选择学习预防医学专业，但要真正从事预防医学工作，就在五年之后了。更何况，学习预防医学依然可以成为公共卫生医师。随着国家正在推进的公共卫生事业改革、医防结合概念的提出，我个人相信，预防医学这个专业会越来越得到重视。

在大致介绍完这四个专业之后，大家到底如何选择自己的专业，要倾听自己的内心，不要随大流。事实上，并不是每个人都适合读临床医学专业的，也不是分数高就适合。我们设这个试点班的初衷就是想给大家一个选择的机会。大家要倾听自己的内心，这种内心不是由你们的父母驱动的，也不是由你们周围的同学来影响的。一个人能不能够成功，能不能够走向辉煌的彼岸，关键是能不能倾听自己的内心。问问你内心到底希望做什么，不要随大流，而要选择最适合自己的专业。

第二，我想告诉大家，今天还不是你们应该焦虑的时候。你们入学才一个多月，我们选择专业的时间在一年之后。“你们必须相信天外有天，山外有山”，这是我在今年的毕业讲话中说过的。我经历过2003年的非典疫情，那时我40岁。那年的毕业典礼分散在各个医院分别举行，我作为瑞金的教师代表，在瑞金的毕业典礼上发言，当时也说过这句话。能考上交大医学院的同学都是“学霸”，但是，在一群“学霸”中，也总有比你更优秀的人存在，这个时候，就需要你摆正心态进行调整，而不是一味地焦虑，更不要在不该焦虑的时候、在不该焦虑的事情上焦虑。我认为，对大家来说，第一年，唯有把自己的学习抓好，该上的课上好，少一些杂念，你们才能过得充实、过得幸福，才能把第一粒扣子扣好。

第三，交大医学院是按规矩办事的。既然在高考之前，我们已经制定了“游戏规则”，今年就一定是按照这个“游戏规则”来进行的，不可能朝令夕改。我今天可以给大家详细解读一下我们制定和颁布的《2020级卓越医学创新班选专业方案》（以下简称《方案》）。首先，《方案》明确遵循“确保公开、公平的专业选择环境，结合学生的自主填报志愿”的原则。这里我要强调一下，大家要明白，世界上没有绝对的公平，也没有绝对的公正，公平和公正都是相对而言的。其次，《方案》明确了专业选择时间是2021年6月，学生按照个人意愿顺序填写4个专业志愿，在2021年9月开学前完成专业选择。第三，《方案》明确了专业选择的依据，这也是大家最纠结的地方——是以高考成绩为主，还是以第一学年的学习成绩为主？我想先强调一下，我们必须要有选择专业优先权的排名顺序，成绩好的先选，否则就没有规矩了。没有规矩，不成方圆。这个规矩合不合理，仁者见仁，智者见智。我们最初讨论出来的规矩是，不看高考成绩，只看第一学年的学习成绩，也就是进入学校后，大家就处于同一起跑线上。但是，经过反复讨论，大家又觉得光看第一学年成绩，不看高考成绩，有点不公平。毕竟你们是第一年进入大学，有些同学可能不适应大学生活，第一学年成绩差一点，到了那种情况下，高考成绩高但第一学年成绩稍差一点的同学就会来吐槽制度的不合理。我们不能只站在自己的角度来思考问题，而要站在相对更客观、更合理的角度来思考问题。所以我们选择了一个相对折中的方案：高考成绩占 70%，第一学年的成绩占 30%。

第四，交大医学院长期以来都是以学生为本的，尽量满足学生的需求。按照规则，你们可以选四个志愿，并按顺序排列。选择的优先权还是以现有的规则为准，但是我们尽量满足你的前三个志愿中的一个。也就是说，有优先选择权的同学可以满足第一志愿，中间的可以满足第二志愿，其余的满足第三志愿，原则上不满足你们的第四志愿。至于选择优先权的确定标准是否合理，我们会在进一步总结今年试点经验的基础上，对标准进行优化和完善。所以，在制度规定的范围内，我们会努力让学生的需求尽量得到满足。但是，对于每个专业的容量，我们也要根据大家志愿填报的情况以及专业所在培养单位最优培养质量的最大承载量，进行综合研究而定，今天或者说近阶段暂时不会确定。我们一切都按照文件规定执行。当然，我们制定文件的能力有限，做不到万无一失，也有被钻空子的可能。但你们要相信，只要我还是交大医学院的院长，就能保证一切都是以学生为中心的。在规章制度允许的范围内，我们都会为大家着想的，因为未来是属于你们的。但如果大家在选专业这些事上过早过度地焦虑，尤其是你们一焦虑，父母也跟着焦虑，搞得家里鸡犬不宁，最后搞得我的这些同事们也很焦虑，那就得不偿失了。

对于大家选专业一事，我用我最大的能力进行了解释说明。关于你们关心的在成绩折算中出现“撞车”的问题，建议大家去读一下我在 2018 年毕业典礼上的讲话。实际上，每年我都经常收到学生有关“推免”的来信，说是自己差了 0.1 分没有获得“推免”资格，并质疑获得资格的同学：“为什么他比我高 0.1 分？他高 0.1 分是因为他参加了学生会的工作，有额外加分，而不是学习成绩比我高。”我就和这个学生说：“你为什么不参加学生会工作？社会服务也是我们人才培养中很重要的一个方面，也是提升你组织管理能力、沟通能力的重要部分。”我们不能过多地从自己的角度去思考问题，综合思考能力、换位思考能力是十分重要的。“撞车”的时候多少需要有一点包容、忍让的精神，没有这种精神很难成大器。历史经验表明，斤斤计较的人没有发展空间，只有大气、拥有大爱的人才有广阔的未来。如果“撞车”后就因为0.1分的差距而不服，那你永远没有明天。

坦率地说，以我自己为例，换作今天，我是考不进交大医学院的。我本科是衡阳医学院的，我也是临床医学专业的。我们当时毕业的时候，学习好的都留在学校搞基础研究。为什么搞基础研究？因为我们当时是学华罗庚、陈景润长大的，为中华崛起而读书。中华如何崛起？靠科学强国。所以我搞的是病理生理学，希望以科技推动国家的进步，这就是与国家共命运。三十年河东三十年河西，到现在大家都要去做医生。错了吗？没错！医生的地位应该得到提高。但是我不后悔当年选择了基础研究，从事科研工作。自己到底要作出怎样的选择，不是靠和别人比较，而是要和自己的内心去对话。我很反感——大家都是同学，同学与同学之间为了一分两分，搞得不开心。大家真的要学会大气一些，不要过度纠结排名高一位、低一位，也不要只考虑自己，这样往往会伤害自己。

总结起来，我认为，大家可以去思考一下，在经过了一年的学习、知识面广了以后，对社会了解更多了一点之后，你们的选择还会是今天的选择吗？所以用不着今天就去纠结，更用不着把父母拖着一起焦虑。这一年努力学习，把自己的基础打得更牢，让自己变得更加聪明，把身体锻炼得更好，这才是你们当下首要的也是唯一的任务。

此外，对于大家第一学年的课程设置，我也谈谈自己的理解：首先是“健康中国”，我们把这门课程归到人文社科类。在我心目中，不仅学医的要学，学理工科、文科的，都要学这门课。为什么？我们说21世纪是医学的世纪，随着经济社会的发展，人民对健康的追求越来越高。我小时候看到个50岁的人，已经觉得他很老了，那时候的人均寿命也就50多岁。现在，没记错的话，上海人的平均预期寿命已达到83.2岁。在这个形势下，我们老龄化社会的挑战很严峻，“如何让老年人有尊严地活着”是个重要的时代命题。所以，习近平总书记讲：

"要推动将健康融入所有政策。"让每一位学生都能了解"健康中国"这一战略，是我们育人的使命之一。医学的进步不仅是靠医学一个学科的进步，很大程度上也依靠其他学科的共同发展，例如我前面提到的水泵、水龙头、抽水马桶等。今日医学的发展很大程度上源于理工科技术的进步推动了医学诊断和治疗技术的提升，例如 PET-CT（正电子发射计算机断层显像）、MRI（磁共振成像）、手术机器人等等。所以"健康中国"是拓宽学生的视野、增加学生对健康国情的了解的一门课程。无论是临床还是预防医学、检验专业等，无论是临床五年制，还是儿科、口腔方向的，都应该了解"健康中国"的目标、内涵，以及当前中国的卫生健康事业的现状。只有了解了这些，你们才能更加坚定学医的信念，知道自己从哪儿来、到哪儿去，知道自己的奋斗目标是什么。

我一直强调，学习一门课程，绝不能单单以考试为目的。以考试为目的的学习是没有多大作用的，以助推自己未来成长为目的的学习，才是真正意义上的学习。"健康中国"这门课是"指选课"，也就是指定的选修课。这门课每年都会更新，因为时代在不断进步。例如，去年的课上，我们说随着工业化、城镇化、全球化的发展，我们国家既面临着发达国家面临的健康卫生问题，也面临着发展中国家面临的健康卫生问题。世界卫生组织前总干事陈冯富珍说过一段话——慢性、非传染性疾病已经成为威胁人类的迫在眉睫的问题。对某些国家而言，这些问题不解决，将会造成社会、经济危机。当时讲的是非传染性疾病，今年随着新冠疫情的突发，我们又要强调传染性疾病给社会经济安全带来的挑战。只有去悟为什么要上这些课，才不会产生认识上的局限。大家一定要搞清楚自己学习的目的是什么。让自己打好基础，在未来的职业发展道路上走得更远，这应该成为学习的目的。

同时，我认为体育课也十分重要。你如果没有良好的身体，以后怎么能扛得住临床一线的工作负荷？所以除了体育课，自己也要在课余时间锻炼身体。"形势与政策"则是让你们了解中国国情，让你们明白什么叫与国家共命运、与时代共步伐的一门课程。如果你不了解国际形势、不了解国内实际、不了解国家政策、不能预判国家政策未来的走向，你也很难把握自己的未来。"职业生涯规划"这门课更多起到的是引导作用，而不是决定作用。数理化等基础课程则必须认真去学。在信息化、智能医学的时代，与计算机相关的课程也必须认真学习。没有这些基础，要在未来的生命医学领域跟上发展的步伐、有所作为，是很难的。

我今年2月在《人民日报》上发表了反思医学教育的文章，其中的第一条就是“基础不牢、地动山摇”。为什么这么说？我们进来第一年就考虑以后干什么专业，外科还是内科，再具体到消化内科还是心血管内科，无形之中就把自己陷入了专科的狭窄缝隙之中。我认为大家本科这五年的学习就是打基础，只有基础打牢了，才会有很好的未来。我再强调一点，大家不要问这门课有没有用，但凡要上的课，都是有用的。由于每个人的时间有限，而且每个人的学习能力不同，还有更多有用的课程，是要靠你们去自主学习的。大学不是中学，没有人盯着你，告诉你什么该学、什么要学，都要靠自觉。特别是医学，同一种疾病，在不同个体身上都会显出不同的症状，都有可能需要不同的治疗方法，光靠书本的知识是远远不够的，一定要有广博的知识面，还要有辩证思维能力，这也是医学不确定性的一种表现。要成为名医，必须要有扎实的、广博的医学基础知识储备。

对卓越医学创新班的同学来说，第一个学期主要上通识和基础类课程，第二个学期让大家逐步进入生命科学领域——什么是细胞，什么是分子，什么是组织，让你们对此有一个初步的概念；进入第二学年，就开始根据你们选择的不同专业进行系统的专业课程学习，这些专业课程，无论是临床专业、口腔专业还是预防专业，教授的也都是诸如生物学和基础医学等基本知识。课程大致是这么安排的。

总而言之，希望大家要学会拥有大爱、大气、包容，同学与同学之间要相互关爱、相互支持、相互鼓励、相互督促、相互提醒，而不是相互恶性竞争。大家要打好基础，为未来的发展，使自己在未来社会发展的竞争中处于不败之地。

（本文根据2020年10月26日陈国强在上海交通大学医学院与2020级卓越医学创新班新生交流座谈会上的讲话录音整理）

置身于真善美的崇高追求中

博雅中自律，笃行中担当，仁爱中奉献

在我担任交大医学院院长的十余年里，在各种场合，我都高呼：医学强则国强，医学盛则国盛，医学是强国的学科，医生护士应成为最受国人敬重的职业。

我也常说，国要强，先强国民。中国崛起既是我国作为大国在现代世界体系中的崛起，更是全体国人的崛起。国民要强，先强精英。无论古今中外，医护人员无疑都是社会精英。这并不是说医生有多么富裕，而是说，医生应该拥有贵族之精神，是思想之精、品德之英，是一种以博雅中自律、笃行中担当、仁爱中奉献等一系列品德为核心的社会之脊梁、公民之师范。他们能够在辛苦中获得其他职业不可能拥有的成就感，是因为他们在拯救生命。

近些年，医患关系面临一些问题，很多人担心职业环境不好，不愿意学医，其实医患互相尊重始终都是这个社会的主流。一些片面的宣传报道可能造成误导，让社会对医生的期望值过高。

医学不是万能的，它的特点之一就是不确定性，医生不能包治百病。医者如果通过努力拯救了生命，那么，一定会产生巨大的职业成就感，这正是医学的魅力所在。虽然每个人都是自己健康的第一责任人，但是健康的维护离不开医务人员。如果没有人学医，谁来守护我们的健康？在新冠疫情肆虐的两年多时间里，我国的医务工作者已经交出了一份出色的答卷，当属新时代最可爱、最可敬的人。当你将自己的一生托付给医学事业的时候，你就已经置身于真善美的崇高追求之中。

敬畏生命是学医的前提，内心淡定才能走得更远

从事医学教育这么多年，常有人问我：什么样的人适合学医？敬畏生命是学医的前提。医学事关人命，马虎不得，医者确实不是随便谁都能去做的。“医者之一生，乃为他人非为自己，不思安逸，不顾名利，唯舍己救人而已。”医生

不仅要承担高强度的工作，还要背负巨大的精神压力。

医学院校的毕业生真正成为医学专业人才的比例并没有想象中那么高，因为学习医学是有一定难度的，接受教育的周期很长，甚至需要终身学习。要成为高级医学人才，可能你会在而立之年还居无定所，生活不能完全安定下来。因此，如果你娇情、不能吃苦、浮躁、爱空想又任性，高考分数再高也不适合学医。毕竟，“道路千万条，安全第一条”。

实用主义、功利主义、利己主义可能是压在现在一些青年学生头上的“三座大山”，被这“三座大山”压住的人，很难在医学的道路上坚定地走下去。

学医要有点使命感，内心淡定才能做最好的自己。一个带着使命感活着的人，他的信仰是坚定的，不会人云亦云、趋炎附势而随波逐流，不会虚度人生，最后迎接他的必定是辉煌的人生。热爱医学，具备慎独、慎辨的能力，拥有顽强的意志力，能够不受周围环境中负能量的影响，你才能走得更远。

很多时候，困惑源于我们的横向比较。如果总想着为什么别人能评上三好学生、拿到奖学金、获得研究生的推免资格，而自己不去反思、自省，你一定会困惑、会苦恼、会动摇。

在我看来，坚持是一种品德、一种态度，面对诱惑，我们要有定力。在医学的道路上，请坚定初衷、保持热情、不懈付出、心无旁骛、如履薄冰地向着自己的目标迈进。

博学而后为医，兴趣是最好的老师

学有所思、思有所悟、悟有所得式的医学学习可以使人变得更聪明、更智慧、更淡定、更有格局。

有一些学生，刚刚进入医学院校便想着将来如何选择专业方向。其实，基础不牢，地动山摇。本科生阶段，一定要先打好基础，基础扎实了，未来的路才行得稳、走得远。医学是自然科学，也是社会科学，医生不仅要具备自然科学的知识和技能，也要具备相当的人文素养，因为这个职业是要和人打交道的，多读些社会学、哲学、文学、美学的书籍都对我们有益，博学而后为医。

医学的发展很快，近三四十年来的变化很大，内科外科化，外科微创化，诊断分子化，治疗精准化。随着大数据、人工智能、基因编辑等新兴技术的不断发展，未来医学的范式必将发生更大的改变。未来医生的学识应该更加渊博，选择医学的青年必将更有作为，不枉此生。

现在有些学生觉得什么科赚钱多就选什么科，这导致选择儿科、病理、麻醉等待遇相对较差的专科的人较少。事实上，医学生进入临床实习阶段后，才有可能真正发现自己的兴趣。兴趣是最好的老师，把自己的兴趣爱好作为从业选择的标准，你在未来的路上就不太会迷茫。

高的起点不等于好的终点

快餐时代，心静者胜出。医学生不等于医生，从医学生向好医生的跨越需要一个过程，至少成为医生之前需要通过医师资格考试。说实话，我国医学院校不少，但是在不少学校，医学生通过医师资格考试的比例并不乐观。

大家没必要过多参考网络上所谓的学科排名来选择学校。学科排名靠前的学校可能会给予你高的起点，但进入这样的学校并不等于你的终点有多么美好。你更应该关注这个学校的学风和教风，学风是你成长的生命，没有良好的学风的熏陶，你难以被培养成一流的人才。据我观察，除了所谓的“双一流”，有些独立医学院校的学风也是非常不错的，同样值得你的选择，因为他们没有排名的压力，能够拒绝浮躁和功利。

在我心中，好的校院长应该是一个学校的精神支柱。看一个医学院校好不好，还不妨看看这个学校的校长口碑如何，看看校长是不是充满温度且饱含人文情怀，看看他是不是热爱学生、和学生打成一片，是不是把教育教学作为自己的第一职责。

不论时代如何变化，医者的仁心、情怀和温度不能变，敬畏生命是从医的前提。悬壶济世、救死扶伤始终是医者最大的荣耀。希望更多有志的年轻人能投身医学事业，置身于真善美的崇高追求中。

（本文发表于《健康报》2022年6月28日第5版）

唯有改变，方能“破天荒”

刚才，无论是新生代表、教师代表和校友代表的发言，还是你们的宣誓，都令我非常感动。今天是我和你们的第一次正式见面，我的心情和海南的天气一样，艳阳高照，炽热如火。看着你们一张张青春洋溢的脸庞，想象你们若干年后身披白衣、救死扶伤，作为你们的校长，我深感肩头的担子之沉重，更感使命之光荣。我也想起了 18 岁时的我，我和你们的人生起点有很多相似之处。

1979 年，我高考失利，复读一年，也只考上了当时默默无闻的湖南衡阳医学院。1981 年，我 18 岁，大二在读，还在沉迷福尔摩斯小说。这时从上海来了一位大专家，在衡阳做了 7 天 9 场学术讲座，我虽然并没有听得太懂，却深深折服于他所讲述的医学医理的强大逻辑和他的人格魅力。我突然醒悟：医学就是值得我毕生奋斗的梦想。这位专家，就是我后来的恩师、我的硕导和博导、国家最高科学技术奖获得者——王振义院士。

有一首写老师的歌唱得好：“长大后我就成了你 / 才知道那块黑板 / 写下的是真理 / 擦去的是功利……”我也希望，长大后你们会成为我，更会超越我。

三天前我从上海来到这里后，得知你们 8 月 26 日就来到海医，参加了两周军训。前天看望你们时，我有幸看到了你们的军训成果，感到你们精气神十足，也体现了很强的意志力、纪律意识和团队精神，希望你们一以贯之，强身健体，锤炼强大的意志品质，这是海医“破天荒”也是你们人生“破天荒”所不可或缺的。

“再为海医破天荒”是我在 15 日就职海医院长时讲过的一句心里话。我猜，你们在高高兴兴地收到入学通知并踏入海医校门时，不曾想到会遇到一位花甲高龄的院长，还可能陪伴你们在海医度过五年甚至十年青春。当时，我也说过，当从“强哥”熬成“强叔”的我从上海交通大学医学院院长岗位毕业时，真心没有想到，热血未凉的我，会从黄浦江畔来到琼州，开启自己新的人生，把我的全部精力倾注在天涯海角。成为你们的强叔，是我们彼此的缘分，更应该成为一种共同的情愫。我期待你我一起从零出发，彼此成就，更成就海医的未来。

值此之际，请允许我以个人的名义，也代表海南医学院全体师生医护员工，向你们表示热烈欢迎和衷心祝贺，也借这个机会，提议大家以最热烈的掌声和虔诚的心情，真诚感谢曾经为你们的成长付出无数心血的父母、亲人和老师们，向他们道一声：辛苦了！并用微信告诉他们：请放心，我将不负青春，不负韶华，努力改变自己，并成为最好的自己！

那天，我开诚布公地说过，从上海到海南，我跨“海”而来，既是为了海医提升新格局，开拓新局面，实现新发展的那份情怀，也是为了助力海南自由贸易港的软环境建设，实现造就一批又一批更高素质医学人才的那份理想，更是为了力求使自己的医学教育理念在这里完整实现“实践—认识—再实践”的辩证发展过程。我与你们一样，也是海医的“新人”；我们也都很幸运，即将共同参与海南自由贸易港的开发建设。在这个美丽的海岛上，国家实行更加主动的开放战略，着力推进更高水平的对外开放。在海医，我们也要“用好改革开放这个关键一招”，敢于突进深水区，敢于啃硬骨头，敢于涉险滩，敢于面对新矛盾新挑战——学校如此，你我每一个人都要如此要求自己，敢于改变，主动求变。因为唯有求变，才能“破天荒”，也唯有改变，方能成就自己，成就未来，成就海医，成就国家乃至改变世界。

同学们，我是一位率真而充满激情、乐于担当的人，始终保持“千教万教教人求真，千学万学学做真人”的教育教学理念。恕我直言，在中国医学院校中，海医还不在状元层、榜眼层和探花层这“三鼎甲”，甚至代代校友心心念念的、将医学院更名为医科大学的期盼至今都还在路上。相应地，你们中的大多数虽然通过高考达到甚至超过一本线，但肯定不属于超级“学霸”。无论原因如何，轻舟已过万重山，所有艰难，都是序章！其实，“学霸”也许只是“考霸”，而“考霸”未必会成为真正的人才。同学们，“莫听穿林打叶声，何妨吟啸且徐行”。刚才说过，生在农村、长在乡下、出身“寒门”的我也从来不是什么“学霸”。但是，只要坚持“梦想催生激情，激情成就未来”的信念，步步为营，久久为功，不可能就将成为可能，梦想就将成为现实。我不知名的本科母校，同样涌现了很多知名校友。他们半数成为各级医院院长或学科带头人，更有多位成为“国之大医”、国家杰出青年科学基金获得者，甚至大学校长、院士以及国家与地方卫生健康委员会主要负责人。

当年的衡医能，今天的海医为什么不能？

以花甲之年来到海医，我就是希望以一棵树摇动另一棵树，以一朵云推动另一朵云，以一个灵魂唤醒另一个灵魂，重塑人才成长环境，为未来海医造就更多心怀伟大理想、健全独立人格、满含激情和情怀、善于独立而科学思考、敢于挑战和直面人生、乐于热爱和实践的“大我”，奉献于未来医学发展、奉献于“健康海南”和“健康中国”建设，奉献于中华民族伟大复兴。

同学们，海医发展，正当其时！让我们一起拥抱梦想，并将梦想化作信念和使命，努力滋润自己的灵魂。请记住，人无精神则不立，校无精神则不强，没有灵魂的躯体，即使年轻，也时刻都在启动走向凋亡的程序。

同学们，行动起来，改变现状，才是真正对理想境界的拓荒。不为良相，当为良医。海医人应该有海医人的样子：不甘落后，勇于前行，像大海一样，既要有承受波涛汹涌的勇气，也要有接受百川朝海的胸襟，有“为天地立心，为生民立命，为往圣继绝学，为万世开太平”的姿态。

姿态决定心态，心态决定生态。同学们，无论是一个国家、一个民族，还是一所大学、一个团体，有一些仰望天空的人，才有希望；一个人如果只有自我，只关心自己脚下的功利，注定没有未来。有位友人说过，大学应该成为“唤起奇迹的平台、放飞理想的疆域和超越功利的圣地”。大学之大，不在于名称是学院还是大学，更在于拥有大思想、大成果、大格局，拥有一批“经师”“人师”“大师”和“大先生”。在我心中，“大先生”水平精湛、品德高尚、态度务实、作风严谨，更乐于奖掖后学，让人如沐春风。我期待，更相信，未来的海医将有一批这样的“大先生”加盟，助力你们成长成才。同学们应该不断作出改变，以实际行动呼唤大师、迎接“大先生”，并努力使自己成为未来的大师。

为此，我们要努力克服功利主义、实用主义和形式主义这“三座大山”，将过去以灌输知识和考上重点高中和大学为目的，以考试为导向的“死记硬背式”“反复刷题式”“老师家长陪护式”和“升学功利式”的学习，自觉转化为以培养社会主义核心价值观和医学职业素养为目的，以“学思践悟、独立思考、完善人格、成就智慧”为核心的开放式和主动式学习，既精读教材，也博览群书，既认真完成课堂学习，也参加社会实践、医疗实践和科学研究，成为有主动学习能力的人；创造性地从为专业文凭、成功就业而学习，转化为努力提升获取和创造知识、运用和驾驭知识、整合信息用于决策的核心思维能力和实践能力；从不加批判地、寻求所谓标准答案式的“投喂式学习”，转化为借鉴校内校外、海内海外的先进经验，致力于针对未来医学需求的创新的“转化式学习”。未来海医的教学教育改革也将以助力你们实现这些目标为导向，稳步推进教育教学、科技创新、临床实践和人才培养“四位一体”的发展！

同学们，医学是人学，以迎接、呵护、关爱、拯救、尊重和敬畏生命为使命。她既是科学，也是艺术。我们要成为有独立见解、历史眼光和全球视野，有职业操守和专业才能，并能不断开拓创新的知识分子，更要有心有大我、至诚报国的理想信念，学会人际交流和团队精诚合作，做一个崇尚道德、规则和法制，拥有深厚人文底蕴和健全人格，尊重别人和具有团队合作精神的人。

同学们，没有爱就没有教育。作为全职校长，我将努力以你们为中心，一切为了你们成长成才，为了你们成长成才的一切，献出父亲般的全部的爱、全部的智慧和所有才能，与你们共同成长，力求造就你们的伟大。这是我对你们永恒的承诺。为此，我在这里宣布，在不久的将来，我将拿出部分薪水设立奖励基金，力所能及地支持那些努力实现我的期望的优秀寒门学生和积极进取的青年。

同学们，请听从内心的呼唤，乘风破浪，无问西东。海医人定将玉汝于成，静待花开！

（本文系2023年9月18日陈国强在海南医学院2023级开学典礼暨开学第一课上的讲话）

强叔金句

- 青年盛，则国盛；医学强，则国强！

- 教育的目的就是让人从不是很好变得更好一些。

- 我们要多一点激情和梦想，少一点矫情和空想，多一点思考和理性，少一点吐槽和任性，不做“杠精”，不做“戏精”，更不做“柠檬精”。

- 一个带着使命感活着的人，他的信仰是坚定的，不会人云亦云、趋炎附势而随波逐流，不会虚度人生，最后迎接他的必定是辉煌的人生。

- 你们今后的学医之路，既有坦途也有陡坡，既有平川也有险滩，既有直道也有弯路，很多时候，都需要葆有十年磨一剑的坚持和甘坐冷板凳的精神。

- 在医学的道路上，成大事不在于力量之大小，而在于坚持多久。所谓的才气，也从来不是与生俱来的天赐，而是坚持不懈的结果。

强叔金句

- 你要有勇气去改变你认为可以改变的事情，要有气量去容忍你认为无法改变的事情，要有智慧去正确区分这两类事情。

- 天下之所重，莫大乎生死；救人之生死，莫若乎医。医学强，则国强；医者尊，则有生命尊严。

- 在社会中，任何的工作和任务都需要各个方面的力量精诚合作，一个人成不了大气候，也难以有很大的作为。

- 选择了医学，就选择了奉献，更选择了责任。

- 我一路走过来，觉得人一辈子会有不同的路，选择是最重要的。选择什么样的路？对这条选择的路，如何去走？这是决定人一辈子的事情。

- 医学的精神内核就是求真、求善、求美。

- 如果医学离开了人性，丧失了底线，失去了温度，也就失掉了灵魂。

强叔金句

- 在成功道路上你的敌人永远只有你自己，认识并改变自己，是成功人生的敲门砖。

- 学习一门课程，绝不能单单以考试为目的。以考试为目的的学习是没有多大作用的，以助推自己未来成长为目的的学习，才是真正意义上的学习。

- 现在社会上的浮躁与功利气氛迟早会过去，过十年二十年，应该也必须回归科学本位。到那时候，谁是有准备的人，谁就会脱颖而出。

- 过去不能回头，现在可以把握，未来可以开创。

- 奋斗永远是青春最亮丽的底色。

- 一代人应该有一代人的作为，一代人应该有一代人的奉献，一代人必须超过一代人的贡献。

第二章

未来是你们的主场，澎湃吧！

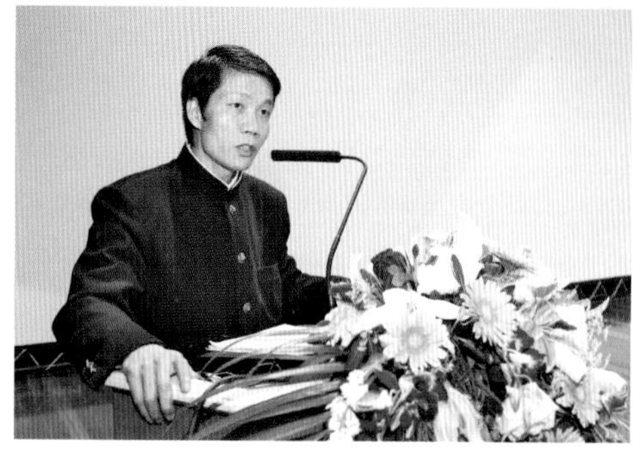

2009 年 1 月 7 日，在上海交通大学基础医学院 2008 年度工作总结和学科改革动员大会上讲话

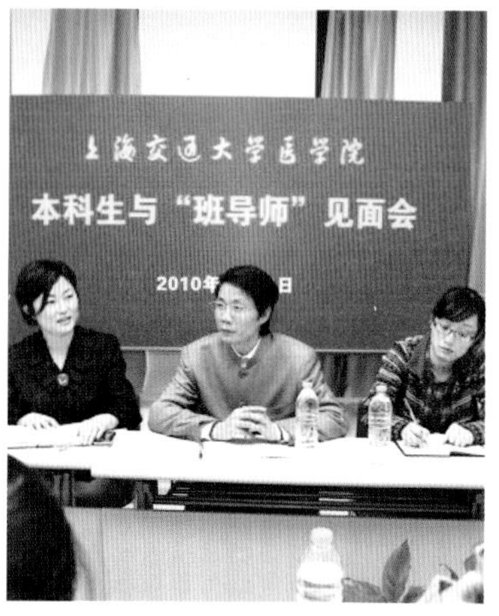

2010 年 11 月 3 日，在正式出任上海交通大学医学院院长 10 天后，陈国强成为首位交医本科生的“班导师”，开辟了班导师、辅导员“双师联动”的医学生思想政治教育新路径

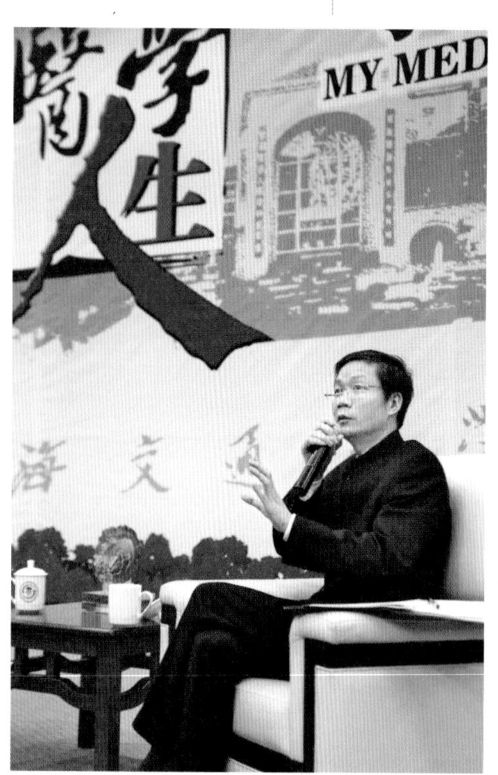

2014 年 5 月 7 日，与医学生分享“医学人生”

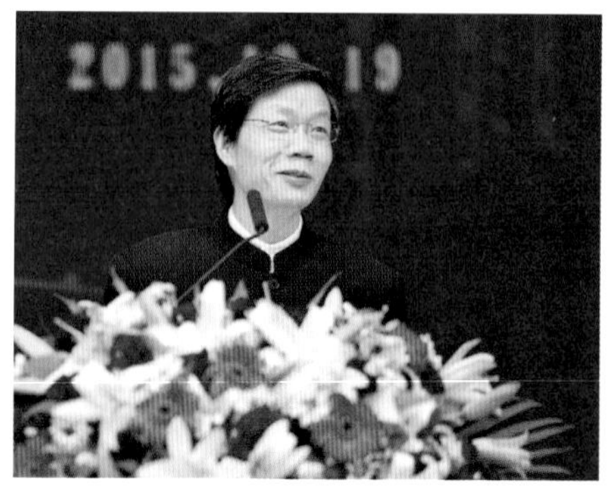

2015 年 10 月 19 日，在中法医学教育论坛上致辞

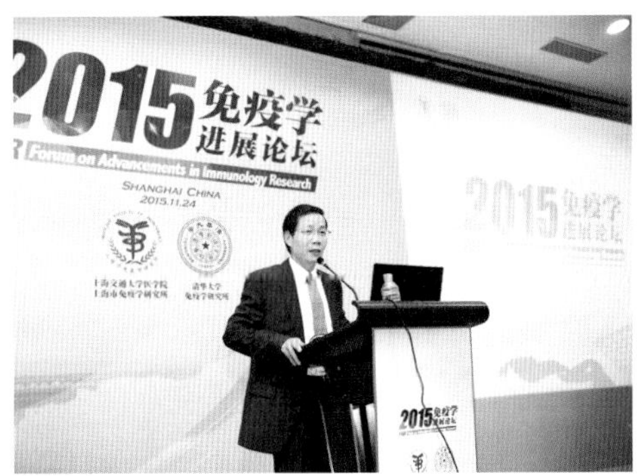

2015 年 11 月 24 日，在免疫学前沿论坛上致辞

2016 年 3 月 21 日，与首届生物医学科学专业本科生座谈

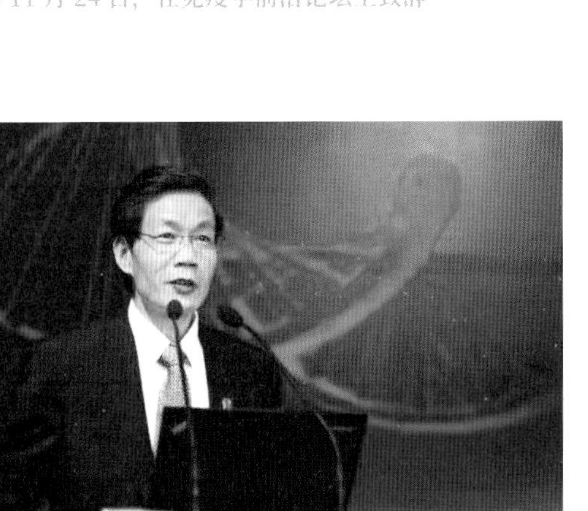

2016 年 4 月 8 日，在转化医学国家重大科技基础设施发展研讨会上致辞

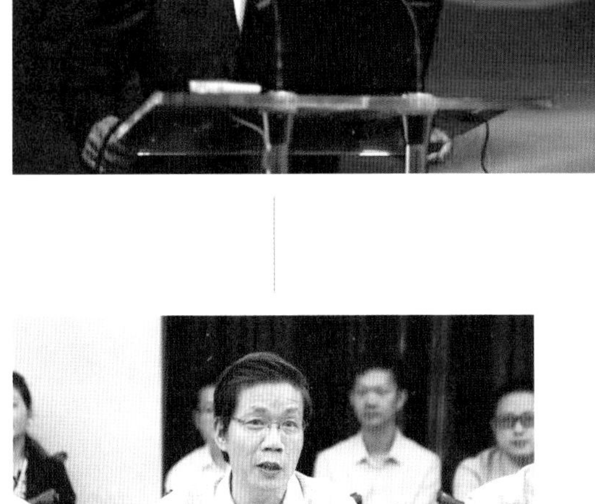

2017 年 9 月 8 日，在教师节座谈会上与师生代表畅谈育人理念

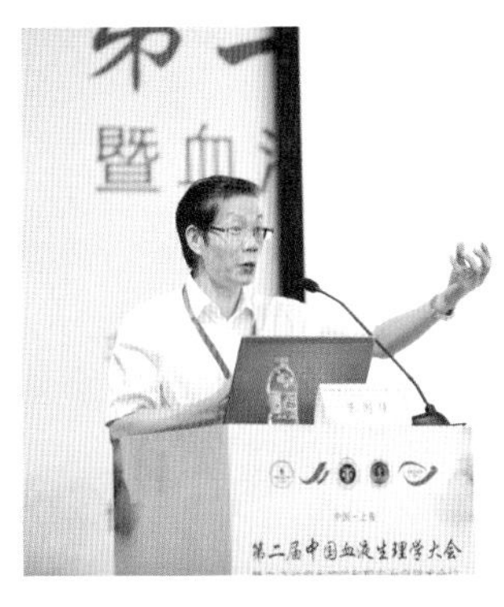

2017 年 9 月 16 日，在第二届中国血液生理学大会上做主旨报告

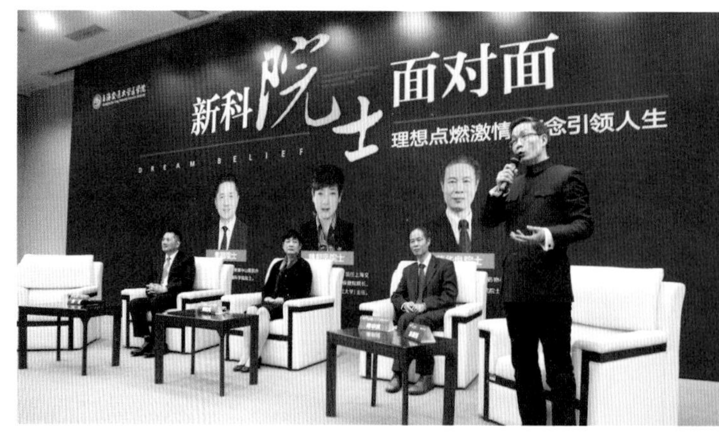

2017 年 12 月 22 日，在“新科院士面对面”主题活动上做总结讲话

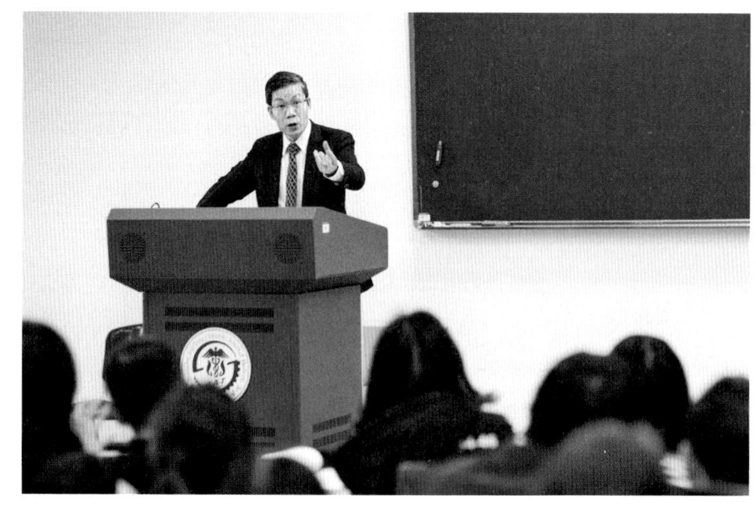

2018 年 3 月 2 日，为 2016 级临床医学八年制本科生讲授“病理生理学概论”

Opening Session for the Accred

Medical Education in Shanghai Jiao T

2019年10月21日

Oct. 21st, 2019

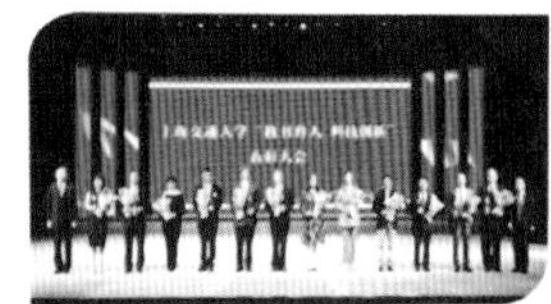

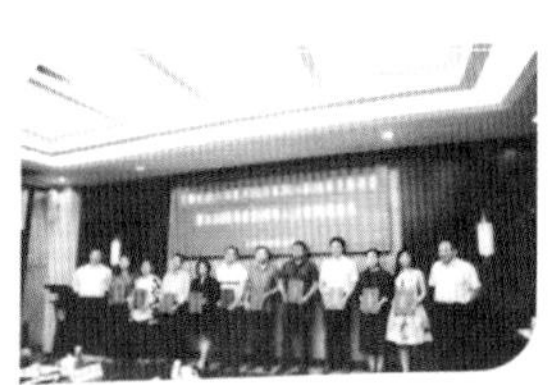

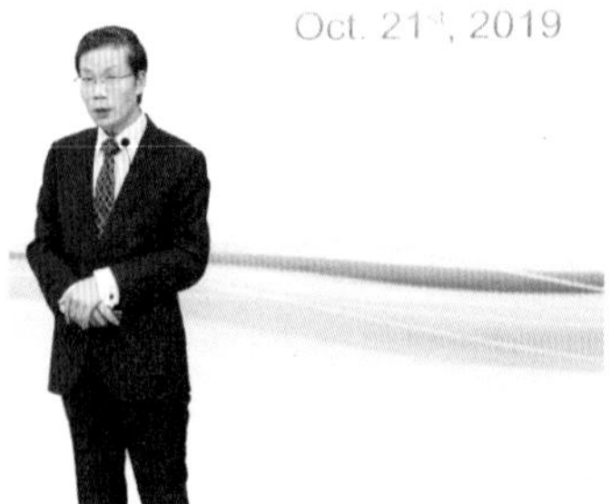

2019 年 10 月 21 日，在世界医学教育联合会观摩下的临床医学专业认证评估大会上代表上海交通大学医学院做自评报告

大家乘在家的时间，认真读读。国强
我将最近自己实验室发表的论文作为这
料。为了让大家全面了
论文投稿、修
文后付了前面两次投稿
原稿和回信。
的时间，认真读读。
陈国强

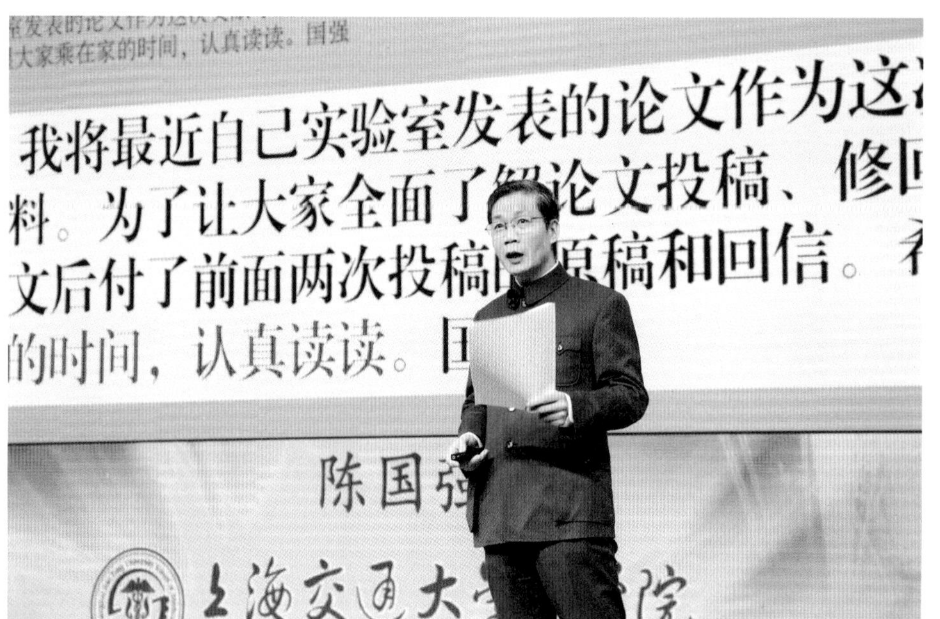

2020 年 4 月 3 日，在长三角医学教育联盟“与你谈科学”共享课程上主讲第 1 课

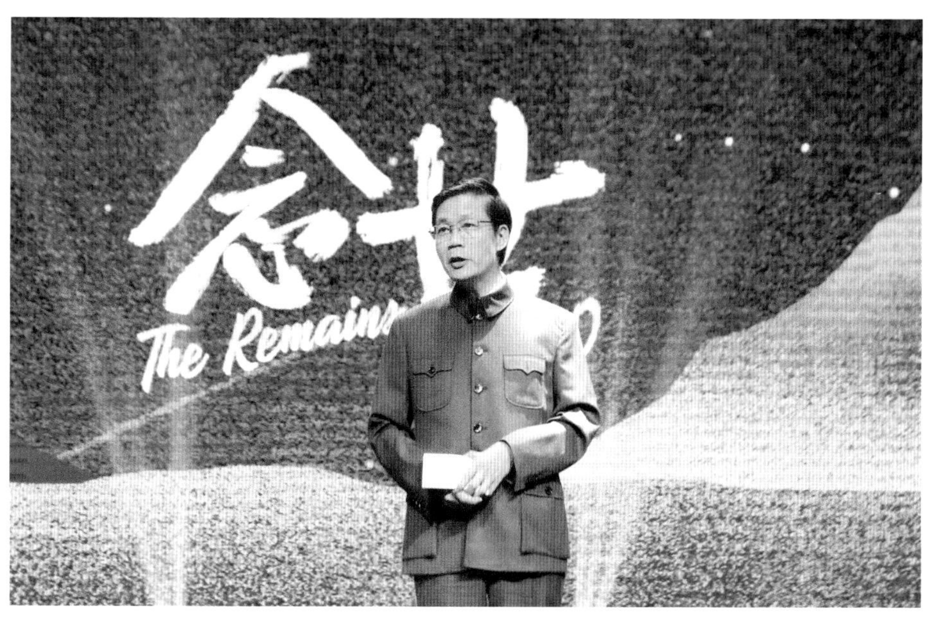

2020 年 7 月 4 日，在 2020 届学生毕业晚会上寄语毕业生

天正在降大任于你们，努力吧！

首先，我想自我表白一下，承蒙领导的厚爱，我得以参加你们盛大的毕业庆典，感到非常非常的happy，在这兴奋之余，能够讲几句心里话，我更是感到相当lucky。请允许我以个人的名义，真诚地祝贺你们顺利完成学业、踏上社会征程，走向世界的四面八方！

此时此刻，面对瑞金医院领导为你们营造的如此辉煌而庄严的盛典，我想大家的心情一定宛如祖国三峡之水、长江之波涛，难以平静。的确，从你们跨入校门进行军训时高呼的“为人民服务”到医学生誓言中的“健康所系，性命相托”，从对骨骼神经的一知半解到对望触叩听的胸有丘壑，这一切的一切都承载着大家的理想、激情与奋斗，伴着大家走过了如歌的青春、流金的岁月。今天你们就要毕业了。此刻，我不由自主地回想起1988年的今天。那是我在这块难忘的土地上离开上海第二医科大学，结束学生生涯走向社会的时刻。坦诚地说，那时的我更多的是彷徨，因为我无法想象我们所处的社会发展如此迅速，人们的观念变化如此之大。的确，学校就是学校，它绝对不能等同于社会。社会是复杂的，社会上的人也是形形色色的。非常幸运的是，在二医大和瑞金医院这块广博的土地上，凭借各级领导的关怀、老师的指点、同事的帮助，我站在巨人的肩膀上走到了今天。

作为你们的学长，我有许许多多的话想说。其中，我最想说的是，现代社会处处充满着机遇。机遇面前，人人平等。但是，天上不会有掉下来的馅饼。机遇和挑战是并存的。我们在面对机遇之时，必须面对挑战和竞争。这种竞争是激烈的，甚至有点无情，但是为了我们的明天，我们必须有勇气接受任何挑战。请记住“发展是硬道理”，也请相信“若要有其位，必须有所为”，我们必须学会努力适应社会。于此之外，更要真正知道“天外有天，山外有山”的道理，树立终身学习的理念。无论毕业后从事什么职业，任何懈怠、任何停顿都将被社会所抛弃，任何浮躁、急功近利都迟早会被社会淘汰。唯有踏踏实实地工作，秉承功勋卓著的前辈们坚定的意志和崇高的信念，不断努力、不断开拓，你们才会走向灿烂而光明的明天。请相信，如果你认为自己是一块金子，它迟早会闪光的；如果你认为自己是一块银子，它也迟早会发亮的。

选择了医学，就是选择了奉献。在今后的生涯中，“奉献”一词也许将伴随人家终生。在这里，我预祝你们在自己将来的工作中能够为“白衣天使”一词带来全新的演绎和诠释！

昨天的二医造就了你，明天的二医将以你们为荣！时代在呼唤你们，人民在期待着你们，你们的前辈们将时刻等待你们的佳音。

天正在降大任于你们，努力吧！亲爱的学弟学妹们！

（本文系 2003 年 6 月陈国强作为教师代表在上海第二医科大学附属瑞金医院独立召开的毕业典礼上的发言）

播撒、坚持、放飞梦想

今天，我们在这里隆重举行上海交通大学医学院2011届本科生和七年制学生毕业典礼，共同参与和见证722名毕业生人生历程中一次绝对值得铭记的神圣时刻。作为医学院院长和上海交通大学副校长，更作为一位老师，此刻我的心情与你们一样激动与澎湃，弥漫着一种喜悦与眷恋相交织、成长与收获相交融的气息。值此之际，请允许我代表上海交通大学医学院，并以我个人的名义，对孜孜以求、不懈努力、圆满完成学业的各位同学表示最热烈的祝贺！对为培养同学们而付出辛勤劳动的广大教职医护员工、家长和社会各界，表示最衷心的感谢！

同学们，你们都在决战高考后，为了一个共同的医学梦从五湖四海来到上海交通大学医学院。记忆中，我们七年制的学生们，如果参加全国卷的考试，作文题目好像是以“相信自己与听取别人的意见”为话题。我们五年制的学生们，也许是2006年参加高考的。如果你参加的是上海卷的考试，一定还记得《我想握着你的手》那篇命题作文。时光催人走，落日送我归。回首向来路，依依惜别情。如今，五年或者七年已经过去，现在我很想问一声：同学们，你们相信自己吗？同学们，你想永远握住医学这只神圣的手吗？

刚才，王昊陆同学用《告别母校》诗朗诵与大家一起重温了在交大医学院负笈求学的数载光阴和你们人生中最美好绚烂、最繁花似锦的青春年华。是啊！春华秋实，斗转星移，母校记录了你们成长过程中的点点滴滴，而那些回忆已然成为属于你们，也属于我们的共同记忆！回顾过去，倍感欣慰；展望未来，任重道远。作为医学院院长，作为你们的师长和朋友，我也许“out”了，也许还可以算作“in”。无论是“out”还是“in”，带着对你们最真挚的祝福与希冀，我都有很多话想与你们说。我偶然看过一个节目《中国达人秀》，被其中的一个内蒙古男孩乌达木所感动。他9岁时，妈妈因车祸去世；11岁那年，爸爸又丧生车轮之下。虽然生活早早夺走了本该属于他的亲情，但他的梦想依旧有着孩童的天真。想念妈妈时，《梦中的额吉》就是他的心声。虽然听不懂歌词，但乌达木每一句凄凉孤独的歌声里都透露着思念和梦想。今天我想与你们说两个字，那就是“梦想”。虽然，当今社会里，我们面临很大的竞争和压力，今天的社会也许比较浮躁，甚至功利思想实在不轻，但是我始终相信，我们不可能一走向社会就期待成功。个人的发展需要梦想做支撑，社会的发展需要有梦想的人来实现。在此，我真诚地期待大家播撒梦想、坚持梦想、放飞梦想。

首先，从你们立志踏上医学道路的那一天、选择医学事业为己志的那一刻起，医学生誓言便已深深印刻进脑海，在你们多年的医学求学道路上，成为你们的精神指引和人生信条。未来你们将从事的是一份人类特殊而又神圣的事业，除了专业知识技术的精进，更需要一颗充满仁爱的纯净心灵、一种高尚无私的职业操守，正所谓仁心仁术，大医精诚。希望你们肩负起时代赋予你们的责任与使命，义无反顾、勇往直前，去兑现当年你们郑重许下的那个誓言，去努力推动人类健康事业、医学前景的发展，去到广袤的天地中发挥你们的光与热，播撒你们的梦想与憧憬!

其次，离开大学校园这座象牙塔，面对瞬息万变、纷繁复杂的社会和充满竞争的人生，作为“新手上路”，请务必坚持梦想、迎难而上、努力拼搏，要自我坚持，不轻言放弃，积极主动适应新环境，勇敢迎接新挑战，将大学中培育的素养充分反刍到毕业后的学习生活中，善于求知求新，做到“无一事而不学，无一时而不学，无一处而不学”，不断积淀人生内涵、丰富人生阅历，做睿智创新、敢闯敢拼的有为青年、栋梁之材，让青春在梦想中闪耀!

最后，未来的人生之路绵延漫长，希望即将踏上社会的你们怀揣梦想、心存抱负，不断追求、锲而不舍，用浓墨重彩勾勒出自己的璀璨人生。志当存高远，人生贵追求。“守志如行路，有行十里者，有行百里者，有行终生者。行十里者众，行百里者寡，行终生者鲜。”我希望你们能做“行终生者”，树立终身的远大理想，努力为之奋斗不息，这样你们的人生才是有目标的、有动力的、有价值的。不汲汲于富贵，不戚戚于贫贱，用一种超脱平和的心态去追求卓越、寻求突破。“鹰击长空，鱼翔浅底，万类霜天竞自由。”只要放飞梦想，志存高远，追求卓越，力求突破，你们每一个人都会拥有属于自己的精彩人生!

同学们，毕业，既标志着结束，又意味着开始；既是一个终点，又是一个起点。请记得，母校的品格因你们而发扬光大，母校的精神因你们而生生不息。同时也请你们牢记，母校永远是你们的坚强后盾，是你们的精神家园，是你们的温馨港湾，母校与你们之间的浓厚情谊已经深深熔铸并凝结到你们的心灵之中。从此，校友名册会记录下你们的名字，字字清晰、弥足珍贵；你们的心灵深处会扎根下母校情结，挥之不去、久久萦绕。母校期待你们在各自的岗位上建功立业，欢迎你们常回家看看！

最后祝愿同学们事业有成，一帆风顺！

（本文系 2011 年 6 月 23 日陈国强在上海交通大学医学院 2011 届本科生、七年制学生毕业典礼上的讲话）

坚持在自己选择的道路上前行

在散发着初夏味道的六月，耳畔又传来毕业的骊歌声，仿佛六月已成为毕业季的代名词。六月，溢于言表的是满怀收获的幸福与喜悦，挥之不去的是内心隐隐的不舍与眷恋，这一季，心情复杂而澎湃，再坚强的人也会在散伙饭时拥抱哽咽，再惜时如金的人也会抽出时间与即将离校的同窗依依惜别，再腼腆的人也会对着昔日的恩师表达感激之情……因为，又一批学子行将毕业，带着憧憬与豪情翻开人生卷轴新的一页，踏上人生旅途新的征程。

今天，我们在这里隆重举行上海交通大学医学院 2012 届学生毕业典礼暨学位授予仪式，共同参与和见证 694 名本科生、565 名硕士生、328 名博士生、57 名留学生，共 1644 名毕业生人生历程中神圣而又庄严的时刻。首先，我谨代表上海交通大学及交大医学院全体党政领导，向 2012 届医学院全体毕业生们表示最热烈的祝贺！此时此刻，站在台上的我可以强烈地感受到你们的高亢情绪，被你们强大的气场包围并感染着，几乎“hold 不住”，我想，这是一种独有的来自毕业生的气场。同学们，在这激动人心的时刻，我提议大家以最热烈的掌声，向培育你们的老师，向服务你们的教职医护员工，向支持和爱护你们的亲人、朋友们，表示最真挚的感谢！

砥砺三个世纪风雨，传承百十年文化传统，交通大学悠久的办学传统和文化底蕴在你们身上烙下了“饮水思源，爱国荣校”的责任与梦想；而作为国内最富盛名的医学高等学府，交大医学院则塑造了你们“团结奋进、求实进取”的精神与品格。今年，恰逢交大医学院建院 60 周年，筚路蓝缕六十载，欣欣向荣一甲子！我们在具有浓厚海派文化气息的上海文化广场，隆重举行 2012 届医学院毕业生毕业典礼，共为医学院 60 周年华诞添彩。作为交大医学院学子，见证了母校的发展与变迁，与母校同呼吸共命运，可以说令人倍感骄傲与自豪，这个特殊而具有纪念意义的年份为你们 2012 届的毕业生增光添彩；而你们不负母校培养与厚望，或踏上社会、发挥价值，或继续深造、再攀高峰，又都是给院庆 60 周年最好的献礼。

记得去年，也是在6月，我收到一封来自一名山东应届考生的信，这名考生高考成绩虽高出一本分数线60分，却最终还是无缘填报的志愿——交大医学院，事后他给我写了一封信，谈及个人的医学梦想，信中说："国家欲发展，国民必有强健之体魄，健全之灵魂。治病救人，乃我学医之初衷。对医之热爱，当始于对生命之敬畏，对生命之珍惜……我敬佩医者，也希望自己能成为他们中的一员，与他们一道改变中国医学的现状。"他说正因为受到交大医学院"博极医源，精勤不倦"的感召，他才坚定了要走进交大医学院的信念，并表示爱医心切，向医情甚，不甘心与交大失之交臂，不甘心失去人生的理想。看完这封言辞恳切、字字铿锵的来信，虽与这名考生素昧平生，但我内心被深深触动，感慨良久。相比这位考生，在座的各位同学，你们真心是幸运的，若干年前，你们志愿选择医学，最终也如愿走上了医学的道路，完成了医学专业的学习研修，并且即将投身到为人类健康事业的不懈奋斗中去。

此刻，在即将踏出校门的这一刻，我想请大家再来一起重新审视一下自己的内心，扪心自问，今天，你是否依然坚持自己的初衷——"选择交大，就是选择责任；选择医学，就是选择奉献"。诚如去年我应邀做客闵行校区《大医时间》系列讲座时，对于大一医学新生，我也给出了"我们从哪儿来，要到哪儿去"的思考命题。知道自己要做什么，为什么而做，没有什么比明确并坚持自己的人生选择更重要。

前几日，读到《新民晚报》上张涤生院士的一篇名为《手间枯荣》的杂记，卸去名声、荣誉的光环，90多岁的老人依然深深眷恋着自己从事了70年之久的外科事业，做了一辈子的医生，为医者的责任与使命已然深埋心间，镌刻脑海，这样一份坚持不禁让我们这些后来者动容与敬仰。

最近，电视剧《心术》热播，引起了社会各界尤其是医疗卫生系统从业人员的广泛关注，相信大家也都看了。我们姑且不论该剧的制作是否精良、演员演出是否到位，单从内容看，它还是较为真实地反映了当下中国的医患现状的。剧中几位白衣大夫在自己的工作岗位中成长着，在他们各自的人生道路上经历着一次又一次的蜕变与升华，在医院的大舞台上完善着医界的"仁心仁术"。或许你们将来并不是霍思邈、美小护这一类型的医护人员，但是毋庸置疑，你们可能会遇见类似的医患矛盾。而一向以还原真实、关注民生著称的《东方直播室》也曾以“医患关系怎么了”为主题犀利直击现今紧张的医患矛盾，并发出“拿什么拯救你，医患关系”的无奈喟叹。来自媒体的这些对医患关系的聚焦，或多或少会影响到我们象牙塔中的医学生，会令我们的医学生对自己的选择产生困惑。

对此，我想说，同学们，你们是聪明自信、开放理性、勇于担当、充满希望的一辈，“从善如登，从恶如崩”，要“不畏浮云遮望眼”，要“咬定青山不放松”，要“千磨万击还坚劲”，坚持做人的良知与行医的底线，树立正确的、高尚的从医观念，用你们的责任意识与奉献精神去行得春风有夏雨，赋予医学以脉脉温情，无论现实是顺境抑或逆境，都要做一个怀有“爱”的人——爱生活，爱医学，爱救死扶伤，也爱努力拼搏。

我亲爱的同学们，不妨牢记美国医生特鲁多墓志铭上的那段道出医学和医生角色本质的箴言：“有时去治愈，常常去帮助，总是去安慰。”当你珍惜自己的过去，满意自己的现在，期待自己的未来，你就站在了生活的最高处；当你明了成功不会麻醉你，失败不会击垮你，平淡不会淹没你，你就站在了生命的最高处；当你永远充满希望，看重自身的责任而不是权力，关切他人的不幸而专注于拯救和安慰，你就站在了精神的最高处！

同学们，交大医学院，巍巍学府，人才辈出，成绩斐然，莘莘学子，至勉至勤，卓立乾坤。希望大家在今后的日子里，继承和发扬交大“爱国、奉献、求真、创新”之精神传统，以“博极医源、精勤不倦”之教诲擎灯引航，将“不慕浮躁、甘愿奉献”之精神常驻心中，秉持“除人类之病痛，助健康之完美”的孜孜追求，传承医学文化的精髓。

医学之路，道阻且长，希望你们不言放弃，勇往直前。未来属于你们，我为你们祝福，交大医学院为你们祝福！无论你们走得多远，无论你们飞得多高，动物房、解剖教研室一定会在你梦中依稀重现，食堂也会向你们重现“舌尖上的医学院”的味道，因为那是母校对你们的召唤！母校永远与你们心连心，永远是你们的坚强后盾与精神家园，也一定会因为你们的杰出表现而更享盛誉！

祝愿同学们鹏程万里，前程似锦！

（本文系 2012 年 6 月陈国强在上海交通大学医学院 2012 届学生毕业典礼上的讲话）

做一个感恩、厚道的人

有一种离别，体会过才知其中的内涵；有一种再见，经历过方知其中的情谊；有一种结束，拥有过深知其中的精髓；不是离别，不是再见，不是结束，而是新的开始，这就是毕业。我记得，21天前，我们在懿德楼三楼大礼堂举行“医路远航”之“致·青春”2013届毕业生晚会。在晚会上，我祝福你们在毕业季里幸福。现在，我想问大家：你们幸福吗？

无论你是否幸福，作为你们的师长、学长与朋友，我心中百感交集，既有“得天下英才而育之”的骄傲，又有“桃繁李盛香四野”的欣慰，既有“送君千里终须一别”的不舍，又有“长江后浪推前浪”的期冀，既有“儿行千里母担忧”的牵念，又有“鲲鹏展翅楚天阔”的祝福。我相信，对于你们，真心承载了诸多言语所不能及的种种心情。伴着这种心情，现在我们在这里隆重举行2013届学生毕业典礼暨学位授予仪式，共同参与和见证525名本科生、676名硕士生、303名博士生、34名留学生，共1538名毕业生人生历程中神圣而又庄严的时刻。对你们而言，这将是生命中一个至关重要的成长礼和纪念日。我谨代表上海交通大学医学院及上海交通大学全体党政领导，向你们表示最热烈的祝贺，祝贺你们翻开人生篇章新的一页，踏上人生征程新的路途！

光阴荏苒，岁月如梭。同学们，几年前，你们怀揣着医学梦想，来到交大医学院负笈求学，从此，无悔地踏上了医学之路，开始了自己的“医学style”，也和交大医学院结下难解的情缘，成为交医人中的一分子。在医学院度过的数载光阴中，你们感受着校园春绿之盎然、夏花之灿烂、秋叶之静美，冬雪之素洁的四季风景的同时，也在历经着一道道生命风景，最终破茧成蝶，华丽转身，完成了人生蜕变。在你们这一届毕业生中，有着交大医学院招收的第一届八年一贯制学生，有着交大医学院班导师工作机制试点的第一批班级，有着共襄医学院创建六十周年盛事的集体记忆，有着医学院卓越医学人才培养的宏大愿景，你们是医学院融合与发展的见证者、继承与创造的参与者、光荣与梦想的缔造者。

记得今年3月下旬，那是一个毕业生们正专注于论文撰写、忙着为即将到来的论文答辩做准备的时间点，我意外地收到一封来自你们当中的一位同学的邮件。信中如是说："我是医学院即将毕业的硕士研究生，目前正在撰写毕业大论文。我发现大论文的审阅日趋严格，每个同学都谨慎对待，但都无暇顾及篇末'致谢'的质量。多数'致谢'是流水账式地把所有人名及贡献罗列。"他认为毕业大论文是对自己学术的总结，而"致谢"则是对自己情感或精神形式的总结，也很重要，建议鼓励大家投入感情写"致谢"，这是科学素养和人文素养并进的体现。看完这封信，我不禁为这名同学身上表现出来的朴实与真诚叫好，同时我也陷入了良久的沉思。一个论文撰写过程中的小细节，一条看似不起眼的建议，背后却蕴含了一个为人处世的大道理——要懂得感恩，这是为人最起码的修养，也是日后为医、为学所要具备的难能可贵的品质，更是全社会应该极力提倡的一种文化氛围。

我希望，我们交大医学院培养出来的学生，身上都能具有这个特质，在适应外界的同时，内心一定要有所坚守，能守住人类道德的底线，守护灵魂深处的净土，守望人性本质的光辉，做一个感恩、厚道的人。你们的每一个成长轨迹都凝结着来自方方面面的关爱与付出：父母含辛茹苦的养育、师长春风化雨的教导、亲友一路走来的扶携、学校不遗余力的培养、身边教职医护的服务、社会爱心人士的帮助……汇成了一幕幕最美人间情，一股股最暖人间意。我们的父母、我们的师长、我们的学校可能很平凡、很普通，甚至有些"拿不出手"，无法向人介绍……但你不能否认自己是谁的孩子、谁的学生，更不能嫌弃他们。父母和师长是否伟大完全取决于你，因为你是他们的儿女，是他们的学生，你必须要用自己来证明他们的价值，你如果伟大，他们就更伟大，你高尚，他们就更高尚！我提议，同学们，在今天这样一个激动人心的时刻，这样一个盛大欢欣的场合，让我们用最热烈的掌声、最虔诚的感恩，向你们背后为了你们的成功与荣耀无私付出的亲人师长、朋友同窗、教职医护员工们乃至那些或许不为你们所识的社会人士致以发自肺腑、最诚挚的感谢！

同学们，在你们心怀感恩，即将扬帆远航之时，我愿对大家提几点希望，与君共勉。

首先，缘于这份深沉的感恩，我希望你们坚持梦想，勇担责任。最近热播的《中国合伙人》中有句台词："梦想是什么？梦想就是一种让你感到坚持就是幸福的东西。"成东青说："我不知道成功的公式，但是我知道当你在梦想的前进的道路上感到了曲折，那么你已经走在了成功的笔直的大道上。"米兰·昆德拉曾说："从现在起，我开始谨慎地选择我的生活，我不再轻易让自己迷失在各种诱惑里。我心中已经听到来自远方的呼唤，再不需要回过头去关心身后的种种是非与议论。我已无暇顾及过去，我要向前走。"是的，同学们，要向前走，离开了校园，不要离开梦想，既然选择了医学这条道路，就要义无反顾，勇往直前。即便未来的道路是"人在囧途"，即便以后的日子是"杜甫很忙"，即便将来的生活是"时常穿越"，即便是"现实很骨感"，也请一定要胸怀理想，满怀激情，敢于担当，敢于创造，坚持你们心中最初的梦想——医学梦，用医学梦托起"中国梦"，让自己的人生价值在中华民族伟大复兴的征程中绽放光芒。

其次，缘于这份广博的感恩，我希望你们笃行医道，心怀大爱。最近，一位美国医生给我讲了一个他自己经历的故事。他刚刚成为医生的时候，一位几岁的小朋友身患白血病，已经无法治愈。在被送入 ICU 病房的时候，这位小朋友和他的母亲说："妈妈，谢谢你送我到人世来。非常遗憾，我不能继续与你生活，继续得到你的爱，更无法让你开心。我走了以后，你要好好生活。"这位医生的心灵被震撼了。忽然间，他感到他的一生唯一要做的是：努力，努力，再努力创造医学成果，拯救更多生命。经过 30 多年的医学实践，他始终没有放弃，终于成为世界著名的儿童白血病专家。是呀！医学之道，大医精诚，"精"于高超的医术，"诚"于高尚的品德。

希波克拉底曾说："我之唯一目的，为病家谋幸福。"孙思邈有言："誓愿普救含灵之苦，若有疾厄来求救者，不得问其贵贱贫富，长幼妍媸，怨亲善友，华夷愚智，普同一等，皆如至亲之想。"为医者，当秉一颗天使般纯净的心，救死扶伤，不辞辛苦，不问得失。以病人为本，做自己能做的，竭尽全力给予病人以健康的身体和心理，这也是为医者辐射出来的正能量。faith（信）、hope（望）、love（爱）是人类精神世界最重要、最强大的三样东西，而医者是对这三个词的最好诠释。尊重生命、敬畏生命，怀仁爱之心，显大医容风，这也是一名医生职业情商的体现，诚如习总书记在天津和高校毕业生座谈时所说的：

"做实际工作情商很重要……情商当然要与专业知识和技能结合。"

最后，缘于这份凝重的感恩，我希望你们以勤为径，以苦作舟。我曾经在博客上转过一篇帖子《哈佛，看一眼就会明白中国缺什么》："到了哈佛，你才知道真正的精英并不是天才，都是要付出更多努力的人，哈佛学生学得太苦了，但是他们明显也乐在其中。"由此，我想到，同学们，你们未来的目标是成为一名优秀的救死扶伤的白衣天使，或者成为一名为生命医学学科作出创新型贡献的研究者，这光靠天赋是不够的，或许你曾经在准备过关考"四大名补"中练就了过目不忘的背功和"联通"功力，或许几年医学苦读中你被班里"册封"为当之无愧的"学霸"，但是同学们，请谨记，医学乃至精至微之事，走医学之路，必须付出终身的努力。一个人的进取和成才，环境、机遇、天赋等外部因素固然重要，但更依赖于自身的勤奋与努力。缺少勤奋的精神，哪怕是天资奇佳的雄鹰也只能空振羽翅，望塔兴叹；有了勤奋的精神，哪怕是行动迟缓的蜗牛也能雄踞塔顶，观千山暮雪，渺望万里层云。所以，我想在这里对你们说一句：未来永远都掌握在你们自己手中，只有在人生的求知路上孜孜不怠，研精覃思，才能体验到世界的精彩和美好。

同学们，雏鸟告别巢穴，是为了在更高的天际翱翔；游鱼告别浅滩，是为了在更深的海洋遨游；你们告别母校，是为了在更远的地方追梦。当你将自己的一生托付给医学事业的时候，你就已经置身于对真善美的崇高追求之中；当你以高超的技艺和人格力量救助病人于困厄之时，你就已经在享受无穷的快乐和幸福。这就是职业的福祉之源。上次我在你们的毕业晚会上读过一段话，今天我还想再说一次：多年以后，你们来或者不来，母校就在这里，不舍不弃；见或者不见，我们的心永在一起，不分不离。无论你们身处何方，母校都是你们人生旅途的驿站，都是你们的坚强后盾。希望你们左手握着理想，右手握着坚强，在母校深情的目光注视下，越走越远，越走越坚实，不负母校的恩泽。母校也会因你们的出色表现而锦上添花！

最后祝愿同学们鹏程万里，前程似锦，永远幸福！

（本文系2013年6月20日陈国强在上海交通大学医学院2013届学生毕业典礼上的讲话）

做一个随遇而进、一路坚守的人

六月的初夏，又值一年毕业时。近一个月来，大家沉浸在浓郁的毕业氛围之中，我也几乎每天都会关注医学院微信推送的主题为“我们师徒最有范儿”的毕业生和导师的合影，惊叹于同学们自己设计的具有医学院特色的毕业明信片。两周前，你们精心策划的毕业生红毯秀和热闹非凡的毕业晚会给我留下了深刻记忆。其间，我也通过09级○五三班同学的朋友圈，深切地感受了你们的不舍和留恋。今天置身毕业典礼现场，我再一次感受到了毕业的节奏。

今天，于交大医学院而言，于在座各位同学、师长而言，都是一个盛大欢欣、值得纪念的日子。我们在这里隆重举行上海交通大学医学院2014届学生毕业典礼暨学位授予仪式，共同参与和见证1717名毕业生人生历程中神圣而又庄严的时刻。在此，我代表上海交通大学医学院全体医护教职员工，并以我个人的名义，向大家表示最热烈的祝贺和最衷心的祝福。

光阴荏苒，时光飞逝。那一年，你们带着一纸录取通知书踌躇满志步入校园的场景仿佛就在昨天。转瞬，眼前的画面已切换到你们身披学位服，手捧毕业证，追忆似水年华，不禁让人慨叹“时间去哪了”。在这个至关重要的人生十字路口，转身回望一路走来的足迹，深深浅浅，记录着成长与蜕变的每一个印记，承载着生命中弥足珍贵的情谊。我清楚地记得，在去年的毕业典礼上，我希望我们交大医学院培养出来的学生在适应外界的同时，内心一定要有所坚守，能守住人类道德的底线，守护灵魂深处的净土，守望人性本质的光辉，做一个懂感恩、厚道、善良的人。此刻，我依然提议，让我们一起用最热烈的掌声向这些年来在生活路上陪伴你们、无私付出的亲人，在成才路上引领你们求知向善、不断进步的师长，在求学路上与你们志同道合、并肩作战的小伙伴们，以及在成长路上素昧平生却给予过你们支持和帮助的社会爱心人士，致以最诚挚的感谢！

同学们，几年前，你们选择了交大医学院，从此便与这座学府命运相连、息息相关。作为学院的主人翁，你们是学院改革发展的见证者与参与者。是你们的优秀造就了学校的辉煌，是你们的努力成就了学校的事业，因为学校的一切都是为了你们，为了明天的医学事业。在此，我也深深地向你们表示感谢。

前不久，《新民晚报》刊登了一篇题为《事情再小，坚持就是伟大》的报道，说的是我们交大医学院的一名学生从临床实习开始，每天坚持将实习中的所见所想写成日志，记录自己成长的点点滴滴，同时在网上与学弟学妹们进行分享和交流。我在最近一期的院刊《医源》杂志上读到了他的《实习医生日记》。没有“高大上”，只有“信望爱”。我看到其中有医学生对当前医患关系的解读与思考，有来自医生与病人之间的信任与理解，有治愈病痛带来的喜悦与幸福，有面对生离死别的无力与痛心，有医学前辈对后辈的鞭策与激励，还有发自内心对医学的热爱与持守。文字的背后充满了人文关怀与生命温度。当被问及坚持写实习日记的动力时，这位同学说：“学医是我一直以来不变的梦想，我希望从实习生的视角出发，记录那些让自己坚持学医的理由和对医生职业的审慎，以此坚定内心，坚定自己学医的初衷，坚定自己行医的热情。写日记需要坚持，做医生更得每日坚持，而且这么一坚持就得是一辈子。”今天，这位孙清磊同学也在现场，他是我们2014届毕业生中的一位，也是我们众多在医学道路上持之以恒、坚韧前行的医学生的代表。我很受感动，感动于他的日志，感动于他的言语，更感动于他那份难能可贵的坚持。因此，今天，我想将“坚持”作为临别赠言的关键词，对大家提几点希望，与君共勉。

首先，希望大家铭记初心，坚持医学志向。医学之路，道阻且长，需要不懈的付出与经久的坚持。在上月发布的2013级转专业学生名单中，医学院有55位学生在医学面前选择了退出。这一新闻唤起了无数的理性思考，也引起了无数的跟风吐槽。坦诚地说，在社会固化结构早已被打破，自由流动取代身份约束，后天奋斗取代天赋环境的现实中，我对此不以为然，因为交通大学医学院的使命是培养和造就卓越医学创新人才，而卓越的基本前提是热爱医学并乐于奉献。交通大学医学院非常庆幸，我们有更多的医学生依然怀揣着最初的梦想，坚持行进在医学的道路上，矢志不渝、上下求索。尽管学医的这些年，要面对应接不暇的考试，要手捧厚实沉重的教材，要强记纷繁众多的知识，要日夜颠倒地查房问诊，要深居实验室挑灯夜战，要“文章不厌千回改”一遍遍修改

paper，但是“不经一番寒彻骨，哪来梅花扑鼻香”，若不经历这番淬炼与打磨，如何才能成长为未来医学界的中流砥柱？如何才能守护生命、捍卫健康？同学们，当下有一句话很火，叫作“不忘初心，方得始终”。你们未来的路依然漫长，依然充满着挑战，我希望你们从医学前辈的身上汲取力量，鞭策自己永不停歇，铭记选择医学时的那份初心，在医学的道路上义无反顾坚定地走下去！

其次，希望大家恪守医道，坚持医学真谛。大医精诚，以解救人民于疾苦为“大”，“精”于高超的医术，“诚”于高尚的品德。要有“普救含灵之苦”的志向、“博极医源，精勤不倦”的操守和“纤毫勿失”的诊治，这是为医之道，也是医学的真谛。曾经有人把医者分为三重境界，第一重叫治病救人，就是努力治好病人的疾病，但这充其量只是一个医务工作者；第二重叫人文关怀，不仅努力治好病，还有悲天悯人之心，能做到时刻关心病人；第三重叫精神慰藉，也就是打动病人的灵魂，成为他们的精神支柱。对于交大医学院培养的学生来说，我希望你们在努力达到这三重境界的同时，能够达到第四重境界：成为学术型医学大家，通过临床实践，造就一批临床成果，将自己的智慧更多地写在人类健康上。我期待，也相信你们在日后的从医生涯中能不断修行砥砺，达到医者的最高境界。现代医学教育的始祖、临床医学泰斗威廉·奥斯勒曾说过：“行医，它是一种专业，而非一种交易；它是一种使命，而非一种行业；从本质来讲，是一种使命，一种社会使命，一种善良人性和友爱情感的表达。”对待医学，当具有“如临深渊，如履薄冰”的态度，当肩负“除人类之病痛，助健康之完美”的重任，当牢记“健康所系，性命相托”的誓言，当履行“悬壶济世，救死扶伤”的道义。希望大家“博学而后成医，厚德而后为医，谨慎而后行医”。医路漫漫，学医不易，行医更不易，且行且珍惜。

最后，希望大家抱定信念，坚持医者品格。不可否认，近年来，医患关系紧张，伤医事件频发，给中国整体的医疗环境蒙上了一层阴影，也考验着每一颗热爱医学的心，对有志于医学事业的青年造成了心灵冲击。的确，没有人能够独善其身，因为人生活在环境中，总是会受到环境制约。无论你是否愿意，理想必将碰撞现实，热情必将遭遇冷峻。我始终相信，也希望你们能够相信，最终能有何种人生状态，关键就看在特定环境中的选择。无论前面的世界是黑暗，还是海阔天空，都不要质疑与彷徨，不要动摇自己的信念。即使身处艰难的环境，也请大家依然保持内心的明辨与慎独，坚持医者的正义与本真。面对当前错综复杂、令人纠结的医疗环境，大家不要只看到困难，要看到长远的发展，更要把握成才的机会，拿出勇气和远见，排除万难、迎难而上，用实际行动肩负起历史赋予你们的使命，努力开创医学事业的明天。“士不可以不弘毅，任重而道远。”上个月，应宣传部之邀，我在学校《医学人生》做过一次讲座，当时我跟在场的同学们说过这样一句话：“要保持良好心态，不管外界是风雨还是阳光，都要维持内心世界的平和，不妄自菲薄，也不自高自大。”今天，我依然要跟大家说这句话。“在哪里存在，就在哪里绽放。”诚如曾国藩所言：“坐这山，望那山，一事无成。”未来的人生路上，希望大家守得住志向，平凡而不平庸，耐得住寂寞和艰辛，经得住诱惑和挫折，扛得住压力和痛苦，“hold 住”小节和大局，认准目标，不畏浮云，保持“独立之人格，自由之精神”。不要怨天尤人、自甘堕落，因为如此随遇而“退”，日子注定会越过越潦倒；不要安于现状、得过且过，因为随遇而安者必然越过越“无为”。不管在哪里都要扎根奋发，有所为，有所不为，做一个内心宁静而强大的人，在追求梦想的过程中享受沿途的风景，感受生命的厚重。只有这样随遇而“进”，才会赢得出彩人生。

同学们，今天，你们就要离开母校，开启人生新的篇章，游历五洲、建树八方。不管你们身处何方，请牢记，“你可以吐槽而不允许别人谩骂”的母校永远是你们人生征途上的精神家园，你们的成功与辉煌将是母校最大的荣耀和骄傲。无论你们走到哪里，即便待你长发及腰，母校依然会以最深情的目光注视着你们，关切着你们，祝福着你们！希望毕业之后，母校的微信公众号依然是你们不变的关注对象，“师徒范儿”的合影依然是你们经常回味的记忆。

最后祝愿同学们鹏程万里、前程似锦、永远幸福！

（本文系 2014 年 6 月 24 日陈国强在上海交通大学医学院 2014 届学生毕业典礼上的讲话）

做一个勇于担当、心存包容、充满大爱的人

花开仲夏，行板如歌。又到了“送君千里，终须一别”的不舍时刻。最近，我在微信朋友圈里，静静地关注着你们的成长故事、翻看着你们师徒的合影、欣赏着你们的成长心语，这一切的一切也让我沉浸在毕业季特有的情绪中，深深地感受到我们交医学子们真是蛮拼的。正如在座的临床医学八年制毕业生陈翀同学在她的成长故事中所说的，是时候向这段长达三年、四年、五年、七年、八年甚至更长的，充满欢笑和泪水、充满豪情壮志，也充满青春活力与岁月积淀的学生时代致敬和挥别了。为了这种致敬，今天我们在这里举行 2015 届毕业典礼暨学位授予仪式，共同参与和见证 1696 名毕业生的挥别。此刻，站在这里，放眼望去，我感受到的不仅仅是你们扑面而来的青春气息，更是我心灵上的火热沸腾。在此，请允许我代表交大医学院，并以我个人的名义，向大家表示最热烈的祝贺和最衷心的祝福。

亲爱的学子们，此刻你也许有些不舍，或许有些释然，甚至有些迷茫、困惑，但这无疑是你的人生历程中神圣而又庄严的时刻。我清楚地记得，今年 3 月 31 日，2012 级硕士研究生王新林同学给我发来一封邮件。在邮件里，他说，今年 7 月份将从母校毕业，心情激动、思虑万千，特地用文言文写了一篇毕业论文致谢：“逝者如斯夫，不舍昼夜。不觉光阴荏苒，三载转瞬即逝。恰遇毕业匆忙之际，适逢论文完工之时。顿觉百感交集，情思难抑，霎时间竟无语凝噎。遂凭栏眺望，寄情遐思，师长恩泽历历在目，同窗之情溢于言表。遥想弗能受教于师前，聆道于心中，不禁捶胸顿足，感激涕零。叹韶华之易逝，缘分之短暂，故于乙未羊年撰文记载，铭而致谢。”是呀！我们一路走来，需要感谢的太多太多。在这个激动人心的场合和时刻，我也强烈提议在座的所有亲们，让我们一起用最热烈的掌声、最虔诚的心情，向辛勤养育你们的父母、悉心指导你们的师长、并肩作战的小伙伴们、默默给予你们支持的爱心人士们，致以最诚挚的感谢！

流年似水，往事如烟。同学们，今天轻轻挥别的是匆匆的大学岁月，过去

的时光，已经在你们脑海中定格成了永远；未来的时光，已经在迫不及待地向你们伸手召唤，明天冉冉升起的是灿烂的前程朝霞。今年，于我而言，也显得有点特别，因为今年是我大学毕业30周年。年初，我参加了一个同学会，深感在今天这个时代，与父子情一样，同学情太珍贵，太需要用心呵护、全心珍惜。今年，也是我担任医学院院长五周年，更是充满无数酸甜苦辣咸的五年。如果你问我，五年里，最甜的是什么，我会不假思索地说，我最最开心的是挥别了五届共8500余位学子，因为培养学生是学校的天职，学生是我的最爱。五年里，属于性情中人的我认认真真地准备了与学生挥别的心语，因为我深感师生情也是那样值得珍爱。为了这种珍爱，我乐意倾尽作为师长的一切期待和关爱。每年毕业典礼上的心语是我当年的感悟，也是我的心得，更是我在不断感悟中对自己的鞭策。今天，在你们离别之际，作为你们曾经的院长、永远的学长和师长，我想提出三点希望，与大家共勉。

首先，希望大家以担当明志，肩负一份未来的责任。都说学医是艰苦的，其实学医也许更是任性的，因为这份执着的任性，尽管一入医门深似海，但你们依然坚守着学医这条路，义无反顾、无怨无悔，练就了“上得了课堂，下得了病房；背得了考点，写得了标书；做得了实验，发得了文章”的深厚功底。但是当下，医疗改革、互联网+医疗、智慧医疗、多点行医、医生集团、精准医学、转化医学等新鲜事物，层出不穷，令人目不暇接。须知每一代青年都有自己的际遇和机缘，都可以在自己所处的时代条件下谋划人生、创造历史。当代作家路遥先生在《平凡的世界》里有这样一句话：“什么是人生？人生就是永不休止的奋斗！只有选定了目标并在奋斗中感到自己的努力没有虚掷，这样的生活才是充实的，精神也会永远年轻。”“惟其艰难，方知勇毅；惟其磨砺，始得玉成。”大家应该清楚，毕业后的你们也许会遭遇挫折、历经失败，请不要把它作为自我放弃、甘于平庸的借口。知不足，然后能自反也；知困，然后能自强也。“顺境逆境看襟度，大事难事看担当。”这里我想讲一位在座毕业生的故事。他响应国家“三支一扶”号召，决心选择奔赴偏远山区、投身西部。当被问起为什么会做此选择时，他说：“经过五年的医学学习，看到部分偏远山区的患者因为当地医疗资源的匮乏而延误了最佳的治疗时机，我觉得自己肩上的使命感和责任感越发地沉重，唯有通过自己的实际行动，才能回报祖国，不辜负社会对自己的期望！”好一个“唯有”，好一个“不辜负”，这就是一种担当，这就是一种责任！我所说的这个故事的主人翁就是五年制临床医学专业毕业生李星玮同学。我提议，我们用掌声一起为他喝彩，也为你们自己的选择鼓掌！

同学们，毕业后，无论你们是奋战临床、履行医者使命，还是潜心科研、登临学术殿堂，无论你们是扎根基层社区、践行报国理想，还是远渡重洋、海外游学求知，大家都应该能勇挑重担、勇闯新路，以舍我其谁的锐气和魄力，在祖国最需要、社会最需要、人民最需要的地方生根发芽、大显身手，不因外部环境而改变初心，不因困难挫折而放弃责任。健康所系，性命相托。医学的神圣与崇高需要我们有对生命的敬畏和担当。责任面前，当仁不让，你的生命会更有分量。“凿井者，起于三寸之坎，以就万仞之深。”展望新征程，希望大家在困难中修身，在继承中创新，在进取中担当，书写精彩的人生篇章。

其次，希望大家以包容处世，葆有一种平和的心态。“宁静致远”四个字已经在我心中成为永恒，那是因为我越来越明白平心静气才能做事成事。所以，我乐意将这个葆有一种平和、豁达、善良、雅致的心态的希望寄予大家，并与大家共勉。恕我直言，这几年里，我收到过不少你们的来信，吐槽这里不公，那里不平。无论实名还是匿名，我几乎都一一予以回复。尽管多数反映使我们的工作得到不断完善，但是有时候，我也心有余悸，因为一些所谓的吐槽，其实是站在你自己的角度思考问题而使自己有所不甘而已。我深信，随着人生阶段的转变，你们将迎来一个更加复杂、更加多元的世界。面对信息时代各种思潮的相互激荡，面对纷繁芜杂的社会现实，同学们可能会有一时的疑惑、彷徨和失落，这是正常的，但请大家务必慎独、保持理性。我们别总是看着别人活着，并活得有滋有味，却忘了我们不是别人，我们是我们自己，我们在过自己的生活，我们自己的生活也是有滋有味的。当然，这个滋味不等于甜，也许是苦，也许是失望，甚至是落寞和空虚。无论如何，这些都是生命中本应品尝的滋味。我真心希望你们在偶尔吐槽之余，勇做积极的建设者，化难为易，化压力为动力，化自卑自满为自信自励，宠辱不惊，处之泰然。

有人说：“今天，很多年轻人抱怨这不对、那不对的东西，可能正是我们可以发展的机会。与其抱怨，不如把它变成现实。”改变别人也许很难，但改变自己只需要坚持。正如我刚开始所说的，最近我一直在跟进学校微信推送的“毕业生成长故事”，每期必读。我相信交大医学院是不可复制的，每个交医学生的人生也是不可复制的，每个毕业生都有一段属于你们自己的精彩故事。我想分享其中一个非常吸引我的故事。这位同学就读于生物技术专业，本科期间就曾获国际创新大赛金奖，学习成绩在班级名列前茅，这些优质的筹码足以让他在本科毕业后谋得一份高薪工作。然而，他却一直在思考：如果有临床训练，了解更多临床疾病的表现和发病机制，加上自己的生物学背景，是不是可以让疾病的研究更加合理，给患者带来更多更新的治疗方案，给予那些身患重病乃至绝症的病人更多生存下去的希望呢？于是，他报考了医学院的“4+4”专业，用四年加倍的埋头苦读去完成等同于临床八年一贯制的繁重学业。四年中，他心无旁骛，不停歇地观察倾听，不间断地学习思考，不厌其烦地动手实践，只是为了做一个“有科研能力的外科医生”，给病患提供更好的治疗。四年过去了，今天，他就在我们的中间。这种在选择中坚持、在平和中执着的心态令我感叹。在这里，我想为这个故事的主人刘源同学“手动点赞”，同时希望大家不畏难、多历练，始终保持昂扬向上的精神状态，努力在完善自我中超越自我，抵达“踏遍青山人未老，风景这边独好”的人生新境界。不管你处在人生的高峰还是低谷，命运终究需要掌握在自己的手中。当你经过长途跋涉，身心疲惫时，只有坚持“再跑一圈”，才能冲出困境、跨越极限，迎来意想不到的新机遇，迈向人生旅程的新起点；当你面临困难挑战、风险危机时，只有坚持独立思考、不随大流，才能作出正确选择，敢于迎难而上，超越自我，赢得尊重；当你面对巨大压力或者诱惑时，只有坚守最基本的价值观，才能看淡得失、懂得放弃，获得内心的宁静，感受到生命的厚重。“既然选择了远方，便只顾风雨兼程。”我们交医培养的学生，就应该有“先天下之忧而忧，后天下之乐而乐”的胸襟，胸怀天下、心系苍生，始终牢记自己学医、为医、从医的责任和使命，永远不要被喧嚣、浮躁所迷惑。请勇敢地做你自己，一个更好的自己，独一无二的自己，为了实现医学梦而不懈努力、奋斗不息。

最后，希望大家以大爱立德，砥砺身为一名医者的品格。前段时间，一档急救纪实真人秀节目《急诊室故事》热播，引起了很大反响。4月份，医学院也特地将节目主创人员邀请到学校进行了访谈。这档节目的核心立意是直面社会广泛关注的医患矛盾和信任危机，并始终坚持“生命有痛，有你真好”的主导思想，通过深入挖掘一个个真实而充满人道主义精神的救治故事，赞颂生命的力量与尊严，树立医者仁心仁术的职业形象。“医之为道，非精不能明其理，非博不能致其得。”“大医精诚”是每一位医者都应该自觉遵守的行为准则。而“技”与“德”之间，应以“德”居首位。以德养性，以德修身，德艺双馨，然后才可成为拯救百姓于疾苦之大医。这方为生命之温度、医者之追求、时代之呼唤、百姓之希望。当一个人在助人时发现了自己存在的价值，并从自我价值实现中得到极大的精神满足和灵魂慰藉时，那种幸福和愉悦感是无与伦比的。试想，有哪一种价值还能比生命更伟大？有哪一种价值还能比生命更高贵？有哪一种职业还能比拯救人的生命更神圣，更能让从业者在助人的同时，使自己也获得无比的快乐和幸福？我想，这就是我们选择医学的理由。愿治病救人的信念如远处的灯塔，划破所有迷茫于未来的浓雾，教你们勇敢、执着、努力和进取。前行的路上，唯愿你们无畏艰难险阻，不负来时初心！

同学们，你们在最美的时光遇见交医，把最宝贵的青春、最唯美的光阴留在了交医。请记得，任时光匆匆流去，母校都只在乎你，在乎你是否顺利，在乎你是否实现自我，在乎你是否幸福快乐。即将启程之际，请大家把这段求学时光装进行囊，让母校的牵挂陪伴你走遍海角天涯。同学们，莫愁前路无知己，天下谁人不识君。我期待你们能够学会在失败中积蓄力量，在挫折中接受挑战，在彷徨中找到目标，在喧嚣中固守淡泊，在困顿时砥砺勇气，在选择中追求卓越。

同学们，依依惜别，再见珍重。世界很大，趁着年轻，大胆地出发去看看吧！

同学们，去迎接风霜雨雪的洗礼，大胆地奔跑吧！

母校永远祝福你们！

祝愿你们乘风破浪，前程万里！

（本文系2015年6月19日陈国强在上海交通大学医学院2015届学生毕业典礼上的讲话）

追寻时代进步，努力实现医学生向医生的转变

又到了栀子花香的时节，毕业季的暖风吹绿了思南路上的梧桐，也渲染着离别的哀愁。悄悄是别离的笙箫，未来有再见的号角。现在，你们换上了闪亮黑、天空蓝或赭彤红的学位服，准备再出发。我代表上海交通大学医学院全体医护教职员工，并以我个人的名义，向大家表示最热烈的祝贺和最衷心的祝福。祝贺你们，即将翻开人生的崭新篇章，遨游在更为广阔的医学的星辰大海之中！感谢你们把最好的时光留在了交大医学院，把最美的青春交付于医学。亲们，在这值得永远回味而又激动人心的时刻，我提议大家以最热烈的掌声、最诚挚的心情，向曾经培育过你们的所有老师，服务过你们的教职医护员工，支持和爱护过你们的亲人、朋友、伙伴和社会各界人士，表示最真挚的感谢！

自从 2010 年 10 月担任医学院院长以来，每年的 9 月，我都会挤出时间与新加入医学院的学子们侃侃而谈。五年过去了，今天坐在这里的五年制本科生和硕士、博士研究生大多是在那些"入学教育"中走进交大医学院的大门的。五年里，我尽力了解并及时回复了你们给我的邮件，学校也尽力满足了你们的合理诉求，因为人才培养是学校的天职，学生永远是我的最爱。即使如此，我相信你们依然有种种如意和不如意，甚至也许昨天还在吐槽临床带教老师"差"你给他去食堂买饭！

无论这几年经历了什么，我相信，未来的某一天，你们一定会说："那是我最美好的青春。"这里，我想读一下王影同学的小诗《我爱你，上海交大医学院》："三年前，白玉兰花开的季节 / 我来到这里，憧憬而期待 / 三年里，你的光芒曾在我的梦里褪去 / 我迷茫孤独、不知所措 / 但同时，你让我勇敢、坚持、不计成败 / 现在又是白玉兰花开的季节 / 我带着一颗沉甸甸的心，整理归程 / 花开灿烂、诸多不舍 / 你不再是梦想或者逃离般的所在 / 你只是你 / 温暖平凡、海纳百川。"

其实，"温暖平凡"就是我们的生活，"憧憬期待"就是我们的未来。五年来，我站在同样的舞台上，已经送走了约 8500 名毕业生，我也已经发出了五年

的送别心语。如果你愿意，不妨去读读那些心语，因为我也渴望将它们送给你们，也真心希望你们能够做一个感恩、厚道的人，做一个随遇而进、一路坚守的人，做一个勇于担当、心存包容、充满大爱的人。

青春散场，但你们的医学生涯才刚刚开场！在毕业之际，作为你们的强叔，我仍有一些话想和你们唠叨。记忆中，2010 年 9 月，我与研究生对话时曾说过一段话：毛泽东同志说过，有了学问好比站在山上，可以看到很远、很多的东西，没有学问如在暗沟里走路，摸索不着，那会苦煞人的。如今的我们应该思考：有丰富的学问而不能控制自己的行为，是不是所有人类疾病当中最痛苦的？在我心中，这种行为控制，除了学问之外，更多的依靠的是健全的智慧、自由的思想和独立的人格。今天我很想问问，经过几年的学习，你们应该成为有学问的人了，但是否拥有这些智慧、思想和人格呢？今天，你们也许都怀着一颗心，希望去疯狂、去理想、去诗意、去执着。但是，处在当今这个纷繁复杂的社会，我们或许不由自主地在激烈的竞争、快速的生活节奏，甚至是追求物质的强烈欲望中，自觉或不自觉地变得浮躁起来，宛如汤煮，急迫起来心烦意乱，功利起来神不守舍。亲们，你们或许即将成为一名医生，借用知乎上的说法，不要简单地以为，医生就是衬衫领带外加白大褂风度翩翩的社会精英范，或者 3M 听诊器时刻挂在脖子上的时尚格调，或者张口闭口都是基因蛋白的科学“狂人相”，这基本无一例外是《实习医生格蕾》看多了。我理解各位，寒窗苦读十几年，终于真正与这个职业有了亲密接触之后，心中的正义感、自豪感、理想抱负、职业荣誉一下子喷涌而出，幻想着每天穿着洁白整齐的白大褂，在井井有条的病房里查房，幻想着每月西装革履、光鲜亮丽，在高端大气的国际会议上交流，幻想着每年在万众敬仰的 *Nature*、*Science* 杂志上看到自己的名字。但是，这不是医生生活的全部。医生生活更多的是付出比其他人多得多的努力和为了医学理想而执着坚守。

于是，今天我最想说的是，交通大学医学院以造就有灵魂的卓越医学创新人才为己任，而在医学院内的学习和生活可能仅仅是对卓越医学创新人才的启蒙，真正要成就卓越，有赖于毕业后的感悟与实践。如何实现从医学生向好医生的美好跨越，也许仁者见仁，智者见智，但前辈们已经用他们自身的涵养诠释了卓越的医生应该具有的一些共同气质。努力拥有这些气质，应该成为从上海交大医学院走出去的学子的主流追求，成为你们华丽转身的基本守则。这气质可以概括为以下三点。

第一，卓越的医生需要拥有敬业精神。最近网络上到处弥漫着“伤医事件”的灰色消息。每有伤医事件发生，谴责和愤怒似乎成了所有医务工作者唯一能做的事，甚至有人自发组织了黑丝带行动。但是，我想说，在任何职业生涯中，都会遇到形形色色的人，有体恤入微的、温文尔雅的，自然也有蛮横无理的、出言不逊的。我们应该相信，后者只是极个别的，大多数患者都怀有一颗感恩的心。当你治愈的病人和家属向你投来信任的目光的时候，你会发觉这些医患纠纷都是浮云，这可以以最近正在播出的医疗纪录片《人间世》为证。中国有句古话：“不为良相，便为良医。”我们应该热爱自己的职业，因为医生这个职业是非常神圣的，不是人人都可以轻易从事、轻易胜任的。我们更应该坚信，坚持就是胜利。医生过去是，现在是，将来也一定是很受人们尊敬的职业，医生一定会干净优雅地活着，有担当、有爱心、有尊严地活着，因为生老病死是人生的自然规律，人类不可能没有医生。在这里，我和你们一起呼唤社会尊重医生，尊重护士，尊重他们的劳动和付出，尊重他们用智力创造的价值。同学们，以一己之力，或许无法立刻改变社会，但是我们可以先从改变自己做起。今天的医学似乎进入了“机械化”时代，这可能造成我们对医学本质中的人性因素的某种忽略。我们必须时刻清楚，医学面对的是人，是活生生的、有血、有肉、有感情的社会生物体。很难想象一个冷酷无情、麻木不仁的医生能医治好别人的身心创痛。医学应该是，也必须是充满温度的。医学背后所蕴藏的是热爱生命、关注生命、倾注爱心、奉献一生的不变旋律和永恒追求。医者，肩负的是“上以疗君亲之疾，下以救贫贱之厄”之重任，铭记的是“健康所系，性命相托”之殷嘱，履行的是“悬壶济世，救死扶伤”之道义。因此，为医者，当秉一颗天使般纯净的爱心，救死扶伤，不辞辛苦、不慕得失，怀仁爱之心，显大医容风，这是我们对在交大医学院成长起来的医生的基本要求。希波克拉底曾说过，医生的艺术包括疾病、患者和医生这三件大事。在疾病面前，医生和患者是天然的同盟军。正如刚才郑捷老师所说，我们要做一个患者需要的医师。有了人类健康的微笑，才能显示出医学的价值——维护人类健康，企望生命永恒。同学们，请谨记：吐槽的时代更需要我们的微笑，更需要我们的医学艺术！同学们，你有微笑，医患关系就会和谐！你有阳光，时代就不会黑暗！让我们一起，左手握着理想，右手握着坚强吧！

第二，卓越的医生需要拥有科学精神。无论你怎么定义科学研究，它的本质就是求真求实。我无意去争论医学是否属于科学，但是应该没人否认医学是一门科学性极强的学科，它更需要严谨求实、一丝不苟。疾病的诊治本身就是科学研究的过程。从这个意义上来说，医生这个职业本身就是科学家。所以，在英语中医生和博士是同一个词汇。医学是"不尽完美"的，甚至是一个"失败"的学科，因为患者对于生命的期望是无限的，而医学的最大特点就是不确定性，医学尚未达到，也许永远不会达到那种能够拯救所有病患，让人只来而不去的程度。但是，医学人是"永不满足"的，所以医学又是一个不断发展、不断进步的学科。成为卓越的医生不仅要有精湛的医术，也要在医疗实践中不断加深对医学科学的理解和认知，探索未知，创造知识，进而更好地治疗病患。有人说："只会开刀，只能成为开刀匠，只有既会开刀又会研究，才能成为外科学家。"卓越的医生必须有上心、上瘾的科研意识，做到终身学习，能够读得懂文献、追得了前沿、跑得了现场、玩得来统计、发得出写在人类健康史上的文章！当然，关键还得看"气质"。在我心中，这个"气质"就是科学精神。我们不要将科学精神和科技创新庸俗化，当作时髦的空话、套话，当作什么都可以往里装的垃圾箱。从科学的本质出发，科学精神应该，也必须建立在客观的依据、多元的思考、平等的争论、理性的怀疑、实践的检验、宽容的激励上。只有拥有这种气质，并努力实践，我们才有可能成为医学创新人才。所以，不要吐槽说医生既要看病，又要发论文，因为你选择了交大，就选择了卓越；你选择了交医，就选择了奉献。不管你是学士，还是硕士、博士，要让自己成为一名卓越医学创新人才，你作为"科研狗"的道路才刚刚起步。我们不可懈怠！同时，我们也要把科学普及放在与科技创新同等重要的位置，努力用公众易于理解、接受和参与的方式，把你们已经掌握的医学知识和技能广泛地传播到社会的各个方面，努力提高公众的健康水平和医学素养，这也是改善今天复杂的医患关系和减少医疗资源的浪费所必需的。

同学们，我国创新驱动发展战略的第二步目标是到2030年跻身创新型国家前列，到2050年建成世界科技创新强国。这正是你们大显身手的时代！同学们，请谨记：时代呼唤英雄，英雄创造未来！时代的落伍者才是真正最可怜的！

第三，卓越的医生需要拥有贵族精神。医学是强国的科学。中国崛起不仅是中国作为大国在现代世界体系中崛起，更应该是全体中国人民的崛起。要实现从医学生向卓越医生的华丽转身，要成为受人敬仰的医生，我们务必不以享乐为人生目的，抵御物欲主义的诱惑，培育高贵的情操，成为充满贵族气质的文化人；我们务必严于自律，珍惜荣誉，成为有社会担当的责任人；我们务必超越时尚与潮流，拥有自由灵魂、独立意志，成为慎初慎终、慎独慎微、知行合一的自主人。同学们，请谨记：功利的时代更需要我们的贵族气质，更需要我们的担当和奉献！“天行健，君子以自强不息。地势坤，君子以厚德载物。”

同学们，择业最难得的是“不悔”。一旦你真正做到这一点，以后的路自然会越走越顺畅。最怕的是瞻前顾后，进退失据，枉自蹉跎岁月，最终一事无成。在这个庄重的毕业典礼上，在你们即将踏上未来遥远的征程的前一刻，请你们再一次强势表白，大声地说出“医学，我爱你”！

同学们，相信自己，只要不忘初心，一路坚守、执着前行，你们一定会无愧于自己执着付出的青春和梦想，无愧于一袭白袍赋予的荣耀和责任，无愧于时代赋予的重任和使命！时代一定是属于你们的！

“路漫漫其修远兮，吾将上下而求索。”这世界不只是眼前的苟且，还有诗与远方。同学们，母校将与你一生相随。你们永远是母校的期待，母校永远是你们的坚强后盾！让我们一起追寻时代的进步，把爱的力量深藏心底，努力让自己成为内心强大的人，实现从医学生向卓越医学创新人才的转变吧！

祝愿你们前程似锦，人生如画！

（本文系2016年6月29日陈国强在上海交通大学医学院2016届学生毕业典礼上的讲话）

医耳忘己，公耳忘私，努力践行医学情怀

每年六月，都是我们见证交医学子学有所成、扬帆远航的时刻。今天，我们相聚在文化广场，隆重举行 2017 届毕业典礼。在这里，我谨以交医的名义，也以强叔的名义，向顺利完成学业的同学们表示最热烈的祝贺！我也提议，大家一起用最热烈的掌声，向关爱你们成长成才的师长、默默付出的家人、共同进步的朋友表示由衷的感谢！

今年已经是我第七次向毕业生们告别了。每次告别，我都无意回顾你们的过去，因为我希望将它留在心底。但是，我总要在为你们自豪而又感到难以割舍时，唠叨一些家常话。这一年来，我好感慨时光荏苒，岁月无情。月初我回到湖南参加会议的时候，一位从未谋面的青年医生给我送上了一份礼物，那是 1984 年我做实习医生时书写的病历。他说，看着我曾经书写的几十份病历，深切地感受到世界上真的没有无缘无故的成功。每一个人的成功都是日积月累、聚沙成塔而来的。当时，我这个性情中人，情不自禁地将那份病历发到了微信朋友圈，因为这勾起了我深深的回忆，更让我深切地感受到时代的变迁。

记忆中，1985 年我大学毕业时，我们曾激情澎湃地高唱“再过二十年，我们重相会，伟大的祖国该有多么美”！那时的我觉得 20 年的光阴仿佛很遥远，可是今天的我，感觉 32 年前的今天恍惚就在昨天！就在这今天与昨天之间，时代发生了翻天覆地的变化，伟大的祖国变得越来越强大，真可谓“天也新，地也新，春光更明媚，城市乡村处处增光辉”。

同学们，一个时代的青年有一个时代的特点，有一个时代的际遇。在座的你们，大多都是 90 后。你们是幸运的，是“可爱、可信、可为”的新一代。一直以来，交大医学院给广大学子定位的是一种大格局。这种“大”体现在理想之大、追求之大、责任之大。从这里走出的医学英才理应仰望星空以明志、脚踏实地以致远，努力实现由被动学习到主动作为的积极转变。但是，我想说：我们正处在科技高速发展、社会急剧转型的时代，医学也似乎处在被物化的时代。在这样一个时代，我们更需要唤醒敬畏生命、大医精诚的人文情怀。

如今，日新月异的科技创新，时刻颠覆着我们对世界的印象，重塑着我们对未来的认知，正所谓“苟日新，日日新，又日新”。在科学技术突飞猛进的潮流中，医学的发展也极其迅猛，现代化的诊疗设备和药物可谓目不暇接。达芬奇机器人进入手术行列，3D 打印、超级计算机 Watson 医生等犹如武侠小说中鲜衣怒马的少年主角，从遥远的江湖传说一路杀到了你我的身边。最近，“阿尔法狗”在再次“屠杀”围棋界后，宣布进入医疗领域。人工智能必将以令我们难以想象的速度带来诊断治疗乃至药物发现和医学研究领域的巨大变化。无疑，从古希腊医圣手中的蛇与杖，到现代医学的发展，医学已经越来越物化，有时甚至让我们的灵魂有些不安与躁乱。

但是，大家不应躁乱，更不要迷茫，不要沉浸在对先进仪器设备和药物保障健康的现代迷信之中。无论时代怎样变迁，科技如何发达，医学工作的对象永远是人，是一个完整而富有情感的人。我始终坚信，医生现在不会，将来也永远不会失业，因为医学是一个直接面对生命的职业。生命需要温度，生命需要情怀。正如苹果公司总裁蒂姆·库克最近在麻省理工学院的毕业典礼上所说的：“我所担心的并不是人工智能能够像人一样思考，我更担心的是人们像计算机一样思考，没有价值观，没有同情心，没有对结果的敬畏之心。”越是物化的医学越要呼唤医学人文精神的回归，呼唤医学与人文的完美结合。秉承精诚之心，践行“至精至微之事”，这就是医道，更是一个心性修炼的过程。将来你无论是面对挑战，还是面临低谷和挫折，都要坚守初心，珍爱生命，不抛弃、不放弃，不要忘记自己出发时的那个选择，永远做最好的自己，因为“博极医源，精勤不倦”是交医人的品质。

同学们，我们也处在利益格局深刻调整、思想观念深刻变化的时代，医学也似乎处在失衡的时代。在这样一个时代，我们更需要崇尚心忧天下、忠诚担当的家国情怀。

前天我在微信朋友圈中读到一位学子的一篇心语。他说：“在上大学以前，我从来没有翻越高黎贡山，我的世界仅仅只是云南腾冲的山山水水。6 年前，我很幸运，从腾冲一个边远的山区考出来，成为腾冲第一个在交大医学院就读的学生。那时，我终于第一次坐大巴车翻越高山，第一次坐火车，第一次坐飞机来到了'魔都'。犹记得，大一那年，我是那么不自信，对于电脑，我完全零基础，我不会打字，我甚至不认识 Word、PPT、Excel。我各方面都严重欠缺，真的很自卑，然而我没有气馁。6 年里，从高中生到大学生，从医学生到实习医生，再到现在的住院医生，我逐步实现了自己从医的梦想。6 年多来，我在成长，我在收获，我在蜕变。在做住院医生的近一年时间里，我也遇到过好几位云南的患者，他们带着病痛千里迢迢来到上海就医，确实不容易。我在想，未来云南也应该要有这样的医疗水平。于是，明年毕业后我还是要选择回云南，这绝对不是因为我吃不了留在上海的这份苦，而是因为我真的真的真的很爱我的家乡、我的亲人，我真的想把自己这几年在上海的所学，特别是研究生阶段选择的专业带回云南，从像现在做住院医生一样开始，去开创属于云南本土的医学事业。"

此刻，虽然他——2011 级口腔医学七年制学生彭灿邦同学并不在这里，因为他明年才毕业，但是我从内心深处为有这样的学子而感到骄傲和自豪，我要真诚地为他点赞，并承诺为他未来的发展、知识更新提供支持！因为从他身上，我看到了那种热爱、那种责任、那种敢于担当的家国情怀。同学们，现在医学技术越来越进步，医学队伍越来越庞大，而病人却越来越多，我们医务工作者承受着大量医疗卫生服务的重压，同时医疗资源分配不均衡，大医院人潮汹涌，处于"战时状态"，而小医院门可罗雀；我们"以预防为主"的方针并没有得到很好的落实，医疗人才结构失衡，公共卫生、精神卫生、儿科、病理、麻醉等专业领域的人才无法满足需求。身处大上海、大医院的你们，可知道还有多少父老乡亲缺医少药，因病致贫、因病返贫？

"国耳忘家，公耳忘私，利不苟就，害不苟去。"在这样一个人人向往健康而医疗资源失衡的年代，医学永远离不开责任和担当。每一次面对风险的担当都是生命的机会。承担责任、敢于担当，已经融入交医人的血液之中，成为交医人的精神追求。医学是强国的科学，在座的每一位都是未来国家医疗健康事业的建设者和接班人，希望大家葆有一点理想主义者的赤子情怀，牢记"健康所系，性命相托"，把握历史和时代的发展方向，在慎独、慎思、慎辨、慎微中认清社会生活的主流和支流、现象和本质，"先天下之忧而忧，后天下之乐而乐”，淡漠私心、崇尚公心，把自己的韶华青春和国家发展、人类健康、社会进步紧密联系起来，在服务社会、造福人类中，成就自己的“有灵魂的卓越”。

同学们，我们正处在竞争激烈、内心浮躁的时代，医学也似乎处在功利的时代。在这样一个时代，我们更需要重塑静心笃志、合作共享的科学情怀。

今天的医学概念层出不穷。再生医学、转化医学、智慧医学、精准医学、整合医学、数字医学等接踵而至，令人眼花缭乱。我们似乎也在乐此不疲地追随新概念的浪潮中，自觉或不自觉地进入功利和浮躁状态，那种淡泊名利、开放共赢、甘坐冷板凳的科学精神，似乎正被淡忘。我们拥有丰富的临床资源，但我们的临床研究能力依然处于举步维艰的阶段，我们的临床医学数据依然难以在规范中共享，更难以在共享中发展，我们的科学精神依然在不断经受挫折。我想，这不是科技发展应有的价值取向，也不是所谓的评价体系惹的祸，而是因为我们的内心还不够坚定、不够强大。

同学们，“路虽远，行则将至；事虽难，做则必成”。我们不要期望“一举成名天下知”，不要只是为了“刷存在感”。绳锯木断，水滴石穿。一个医学毕业生要成长为“身上怀有技术，内心葆有温度”的临床医生，脚下仍有一条漫长的路要走，仍需要不断学习、终身学习，需要吃苦受累，需要历经摔打。习医者理应立足于事业，而不是立足于个人利益，要明白事业传承的价值远高于个人的成就和利益。

同学们，不要怀疑，伟大的背后都有着难以言说的苦难，成功的背后流下的全是辛酸泪。请相信，流过泪的眼睛更明亮，磨砺过的心灵更坚强。古人云：“业精于勤，荒于嬉，行成于思，毁于随。”“爱挑的担子不嫌重。”要在竞争中立于不败之地，不是去想方设法踩着别人前行，更不是千方百计去“毁灭”自己的对手，最好的办法就是练好内功、充实自己，使自己变得强大。同时，我们要明白“同心山成玉，协力土变金”，单个人的力量是软弱的、有限的。托尔斯泰曾说过：“个人离开社会不可能得到幸福，正如植物离开土地而被抛弃到荒漠里不可能生存一样。”成功，需要克难攻坚的创新精神，更需要团结协作的合力。现代医学的进步离不开合作和包容的心态。我们切不可处处以自我为中心，只讲索取、不讲奉献。我们切不可为功利所累，而要为生命的成长确定正确方向，要不断修炼医者“匠心”，秉承一种专注而又开放的态度与境界主动探索。只有这样，才能竭其心智、穷其工力，才能不计得失、心甘情愿。只有心甘情愿，我们才会活得坦然。

同学们，“来日纵是千千阙歌，飘于远方我路上”。黄金时代在我们的前面，而不在我们的后面。愿交医和你们之间的这首《千千阙歌》在心间绵延回荡，伴你们一路远行！我们有充分理由相信，时代的接力棒在你们手中，不仅不会掉落在地上，而且一定会被接得更加精彩。

同学们，去吧，去你们想去的地方，做你们想做的事，爱你们想爱的人，用奋斗燃烧你们的激情，用拼搏成就你们的卓越。今天，我们不说再见，我们后会有期！

亲们，珍重！母校永远祝愿你鲲鹏展翅，前程万里！无论你走多远，最魂牵梦绕的地方永远是曾经学习、生活和奋斗过的交医。母校永远期盼你、欢迎你！

（本文系 2017 年 6 月 20 日陈国强在上海交通大学医学院 2017 届学生毕业典礼上的讲话）

我的忧虑与期待

时光流转，毕业骊歌又在文化广场响起。站在这里，我看到你们的灼灼目光，感受你们的意气风发，不禁感叹年轻真好！拥有你们的“芳华”，交医才永远年轻，永远激情四溢，永远是梦想起飞的地方。在这里，我向年轻的你们表示真诚感谢和衷心祝福，感谢你们和上海交通大学医学院同频共振、和衷共济、勠力同心；祝福你们不忘医学初心，不负母校期待，在感悟时代、紧跟时代中以梦为马，不负韶华。我提议，大家用最热烈的掌声，向厚爱你们的师长、默默付出的家人、甘苦与共的朋友致敬，并致以深深的感谢！

世界上最快而又最慢、最长而又最短、最平凡而又最珍贵、最容易被人忽视而又最令人后悔的是时间。今天属于你们，也是我特别感慨的日子。医学院的最长学制是八年，这足够让“强哥”变成“强叔”。“强叔”有幸，善作善成，将我在 2010 年开始担任医学院院长时迎接的所有学子们都送上青春远航之路啦！我无比欣慰，更感自豪，必须为你们“打 call”。

曾记否，新生家长见面会后，你们的父母感叹：交医真好！选择交医，无悔！医学是“人学”，医学有温度、有情怀，“博学而后成医，厚德而后为医”。交医的学生，理应具备在家国情怀、仁爱诚信的大格局中成就自我的能力，坚守医学初心、坚定医学自信。曾经“白发三千丈”的老中国，迎来了“网罗天下”的新时代，甚至有人预言，在人工智能时代，医生这个职业将被淘汰。当此之际，我叩问自己：这八年，医学院带给你们什么？有位德国哲学家说过，教育的本质意味着一棵树摇动另一棵树，一朵云推动另一朵云，一个灵魂唤醒另一个灵魂。交医，有没有成为这样的一棵树、一朵云、一个灵魂，让你们成为更出色的自己？我始终相信或者说期望：交医虽小却美，清新而人文；交医传道授业，神圣而严谨；交医海纳百川，开放、多元而包容；交医挑战自我，行稳致远，守正而创新；交医医心医术，仁慈而有温度。

原来的二医和今天的交医改变了我的人生，让一个湖南乡下淘气包，成为今天你们的“强叔”。我对交医、对你们，爱得“如胶似漆”，八年来心无旁骛、殚精竭虑地讲好“新生第一课”，备好毕业典礼“最后一课”，就是希望交医成为你们一生中最珍贵的记忆，让交医的孩子们，有底气爱你们所爱，无问西东。

然而，我担心：每年的毕业典礼讲话是否仅仅被当作心灵鸡汤，只有一时之美味，而无内化于心、外化于行之潜移默化的效用？不久前，我在微信平台看到你们的命题作文《当 2018 届毕业生遇见任意门》。当时，我脱口而出：你们都毕业了，强叔也真不想“留级”了，我们都有诗和远方。现在强叔也想推开一扇“任意门”，任性地宣泄我的爱与忧愁。

刚刚已经表达了满满的爱，现在，我得坦陈，我还有些许忧虑——

我忧虑，优秀的你们是否心中唯有自我，甚至唯我独尊。每当面对一些荣誉的评选，比如优秀学生、奖学金、免试直升，我都会收到一些邮件，或吐槽规则不公，或抱怨结果不平。考试中选择了 A 卷或 B 卷，结果又抱怨 A 卷 B 卷难度不同。更有甚者，因为表白被拒而恶意匿名举报对方……尽管这只是少数，但我依然忧虑，难道唯有自己获得，规则才公？唯有回报自己，结果才平？同学们，精致的利己主义者也许可以得到一时功利，但是无法成就一生功业。彰显个性，有功利心，都无可厚非，但以“自尊心高于一切”的名义，目光短浅，不守规矩，罔顾大局，出现这样的学生会令我反思，交医的教育是否缺失了重要一环？“爱出者爱返，福往者福来”，别总想着“C 位出道”，要学会换位思考，“人人为我，我为人人”，尊重、包容、耐心、爱护、温暖……所有这些，别人可以缺失，但医者必须拥有。只有在大格局中找到自我价值的坐标，才有可能走向成功。

我也忧虑，聪明的你们，是否会在“刷存在感”中失去独立，丧失自我。文化是一所大学的厚度，而思想是一所大学的高度。“大学”之所以称其为“大”，是因为有对真理、对科学、对知识、对知识分子的尊重，是学问之大、思想之大。大学要靠思想去引领社会，靠思想去推动文化走向社会。诗人徐志摩说：“我的眼是康桥教我睁的，我的求知欲是康桥给我拨动的，我的自我意识是康桥给我胚胎的。”那么，交医是不是你们的康桥？信息爆炸的时代，我们的眼睛是否永远睁大？我们的求知欲、自我意识是否永远执着？我们会不会越来越不屑于独立思考，不会提问？遇到问题，是否习惯于所谓的“弯道超车”，直弃结果？结果的不确定性，会不会使我们对未来产生深深的迷茫甚至恐惧，进而丧失前行的动力？

同学们，思以达智，方能久远。大学的第一要义是培养创造性、思想性、独立性，医者尤其需要慎思慎独、慎辨慎识、慎微慎行，让自己在没有路的时候不彷徨，在路多的时候不迷失，才能“博极医源，精勤不倦，不得道听途说，而言医道已了，深自误哉”！

我更忧虑，任性的你们是否能够在漫漫行医路中坚守前行。时常有非医学界的友人对我说：“如果人生可以重来，我一定选择从医。”不久前，一位著名大学的经济学硕士来信，期望到交医来读“4+4”医学专业。我做了很多努力，但依然难以突破体制机制壁垒，无法让他如愿。无论有多少人吐槽，医生绝对是令人敬重的职业，我也深信，从医环境一定会越来越好。你们历经漫长医学学习之路，即将驾着小船驶入社会这片深海，从医学生成长为“小”医生。但是，这个社会有太多诱惑可能让你们迷失，有太多荆棘可能阻你们前行。我担心，你们是否会因为压力，因为年轻医生并不体面的待遇，因为社会上种种的误解而放弃当初的誓言，不再坚守？同学们，若无涓滴之水，难成大江大河。人无点滴积累，难成大爱大才。只有付出，才有收获，莫为“佛系青年”所误。“热爱生命是幸福之本，同情生命是道德之本，敬畏生命是信仰之本。”敬畏科学和生命，能让我们面对名缰利锁时，始终不忘医学的温度；能让我们面对有限生命时，竭力拓展生命的宽度；能让我们面对迷茫前路时，依然坚守医学的厚度。没有勇气和能力改变命运的人，不幸且可怜。“亦余心之所善兮，虽九死其犹未悔”，屈原有过的豪情，我们岂能浪掷？悬壶济世、救死扶伤，为医者最大荣耀，值得奋斗一生！拥有医者之“术”固然要紧，但拥有医者之“道”更加必要。有“道”之人，在任何时代，都不会被人工智能淘汰！

我还忧虑，强大的你们能否在前行的路上做到表里如一。时代变迁太快，物质诱惑太盛，容易丢失灵魂，流于浅薄和虚浮。一个真正有修养、真正强大的人，从不把因身份、知识、财富、地位、成就和权力而获得的所谓“存在感”写在脸上、放在心上。社会可以俗，但从交医走出的你们不能俗！同学们，请挺起知识分子的脊梁，表里如一，不摧眉折腰、阿谀奉承，不投机取巧、虚伪迎合，不阳奉阴违、口是心非，拒绝满地爬行的“潜规则”，守住为人为医的原则和底线。在云谲波诡、暗流涌动的职场中，如果急功近利，用品质换利益、用欺骗换信任，满口承诺却不行动，最终一定会给自己的职业生涯蒙羞，让交医为你蒙羞。

同学们，姿态决定心态，心态决定生态！决定今天的是你昨天的姿态；造就明天的是你今天的心态。如果心乱了，一切就都乱了。“海纳百川，有容乃大；壁立千仞，无欲则刚”，金钱名利浮云过，我心自有明月在。人贵在大气，大气是一种人格精神的淬炼，是做人做事的姿态、风范、心态、气质，是人内心世界和综合素质对外流露的一种无形魅力。没有真实的思想和不苟的涵养与情怀，没有深厚的知识底蕴和高瞻远瞩的目光，没有坚韧不拔、刻苦修炼、锲而不舍、百炼成钢的坚强意志，没有不惧困难、敢打必胜的自信，难有大气。有大气者方能成大器！希望你们不负青春、不枉费时光，在行动前，深思熟虑，在行动后，反思精进，思行合一，让每一个脚印都沿着自己的轨迹向前、向前！

凡是过往，皆为序章。总说毕业遥遥无期，转眼即将各奔东西。“乘风好去，长空万里，直下看山河。”世界向何处去，就看你们的了。你们，就是这个社会走向正或邪的风向标，希望你们带着芬芳的微笑、清澈的眼睛、明亮的精神、柔软的内心、气定神闲的姿态，带着母校的爱与期盼去追梦圆梦吧！请记得，在追梦圆梦的路上，母校永远是你们的心灵驿站和精神家园，欢迎大家常回家看看！

（本文系 2018 年 7 月 2 日陈国强在上海交通大学医学院 2018 届学生毕业典礼上的讲话）

百年讵几时，君子不可闲

初夏六月，又一个毕业季如期而至。应该说，早在入学之初，我们就一起确认过眼神。从那一刻起，你们选择医学，就选择了奉献，选择交大医学院，就选择了卓越，而你们和交医、和强叔就开始了持续一生的心魂相守，“成就人格、完善智慧”也成了我们共同的“闺密”。

今天是我作为医学院院长第九年在毕业典礼上演讲——为什么我的心底常怀忧虑，那是因为我对你们爱得深沉。的确，每到这个时候，我心中总有那种“浮云游子意，落日故人情”的不舍和“临行密密缝，意恐迟迟归”的牵挂。去年，真不想“留级”的强叔，在这里推开了一扇“任意门”，任性地宣泄了忧虑。我忧虑过，优秀的你们是否心中唯有自我，甚至唯我独尊，聪明的你们是否在“刷存在感”中失去独立、丧失自我，任性的你们是否能够在漫漫行医路中坚守前行，我也忧虑过，强大的你们能否在前行的路上，做到表里如一。

宣泄之后，无数毕业生甚至他们的家长给我来信说：强叔，我们不会让你忧虑的事发生，我们一定让你期待的事实现，为人类健康博极医源，精勤不倦。就在我准备今天的演讲时，无意在知乎上看到一篇署名 yikenqing 的文章。她写道，这些年下来，她在交医的老公越来越淡定了，因为强叔的话已经深入他的骨髓，对他造成了不可磨灭的影响，“宁静致远”四个字已经在他心中成为永恒。对此，我深感欣慰，更感自豪——这比既无奈又无聊的各种排名有意义得多，因为只有你们成为“一等”人才，交大医学院才堪称“一流”！在欣慰和自豪中，强叔还是“留级”了，有缘继续站在这里，与风华正茂的你们再一次确认眼神，为你们“打 call”，向你们表达我最诚挚的祝贺、最衷心的感谢，并道一声珍重!

过去八年，每逢初夏，我就像个在女儿婚礼上唠唠叨叨的老父亲，用心、用情将自己成长中的感悟，化作与你们学兄学姐的告别心语，希冀你们成为新一代最可爱的人。今天，是我第九次“嫁女儿”了，期待也好、忧虑也罢，该讲的过去都讲了，那些心语依然值得送给你们。已经老之将至、江郎才尽的强叔，今天依然像个嫁走小女儿的老父亲，悲欣交集，继续向你们唠叨唠叨。

年轻是一根无限传递的接力棒，年轻人是时代最鲜明的底色。强叔 17 岁上大学，那是 1980 年，我们国家在 1979 年结束了对越自卫反击战，我和同学们对“新一代最可爱的人”深感敬佩；大二，中国女排七战七捷，首夺世界冠军，我和同学们自发上街庆贺，高呼“为中华之崛起而读书”；1984 年天安门广场举行庆祝建国 35 周年盛大阅兵，那是我们第一次看到如此规模宏大的阅兵，也看到北大学生在国庆游行时自发打出的横幅“小平你好”……当时，每一天都是新鲜的，每一天都生机勃勃，我们没有个人功利心，也少有浮躁，家国情怀与振兴中华的自觉与责任担当深深植根于我们的内心。我们就是中国，我们就是未来，似乎每一个人都感到家国重担就历史性地落在“80 年代新一辈”的我们身上。我们这一代极其幸运，我们是人类有史以来跨越历史发展阶段最多的一代人，从农业社会唰的一下，就跳跃到了后信息时代，仿佛用 40 年就走完了人类上千年的历史。这要感谢改革开放，感谢思想解放，有了这个前提，我们才能大胆地试、勇敢地闯，走过高扬改革开放旗帜的伟大 40 年。

同学们，恰逢新中国成立 70 周年的你们更加幸运，你们的使命更加光荣。未来 30 年，我国将奋力谱写从全面建成小康社会到基本实现现代化，再到全面建成富强民主文明和谐的社会主义现代化强国新征程的壮丽篇章！努力过的我们，将一个“一飞冲天”的中国交到了你们手上。未来 30 年，你们将接力打造的，是一个怎样的中国？值得期待！

现代医学发展轨迹和社会发展趋势决定了，未来 30 年，医学革命将处于攻坚阶段，医学科技将处于人类医学史上的爆发期，人类的平均寿命突破 100 岁已初见端倪，甚至可能实现数字化的永生。我们完全可以相信，层出不穷的生命医学新理论、新技术将以更快的速度推动医学发展和进步，信息学、大数据、人工智能、数字医学将改变医学工作的方式。各种人类生命组学和神经科学的进步，对解开人类自身的包括感知、思维、记忆在内的诸多秘密等重大问题的研究，将取得重大进展。包括癌症在内的各种慢性非传染性疾病的发生机理及其防治方法必将产生新的突破。基因编辑与基因工程、蛋白质工程、组织工程、细胞工程、合成生物学，甚至数字生物医学乃至原子生物学等生物技术的发展和应用将会催生新的医药产品不断涌现，在相当大程度上引发医学领域的重大变革。医学的对象也将从以病人为主逐步转变为面向整个人群的模式，实现从以防病治病为主向以维护和增强健康、提高人的生活质量为主的转变。这将是一个令人惊叹的医学健康领域的颠覆性变化。作为医学生，你们准备在这出大戏的高潮，担任怎样的角色？我给你们的忠告就是，不要做“佛系”旁观者，不要生活在所谓的“二次元”世界，不要因为怠惰而中场就“领盒饭”。不管技术的变化如何炫目，万变不离其宗，“医者之一生，乃为他人非为自己，不思安逸，不顾名利，唯舍己救人而已”——这是我们最大的定力，也是我们最大的初心。

同学们，中国的现代化走到今天，遭遇了众多堆叠累积的矛盾和挑战，如同大家感受到的那样，特别集中于医疗卫生领域。全面建成小康社会、圆“中国人民的幸福梦”是我们共同追求的目标。幸福感如果有排行榜，居首的一定是百姓对健康长寿的渴望。现代化进程中的矛盾与挑战，要用现代化观念破解，科学精神、创新思维、平等意识、诚信原则若能一以贯之，可能会成为化解矛盾与挑战的“化骨绵掌”——有了科学精神，可以最大限度地提高医疗水平、合理利用医疗资源；有了创新思维并付诸实践，可以创造医学新理论、突破医学核心技术，创造出无限的财富，造福“健康中国”，惠及全球健康；有了平等意识，以此为准则，建立医疗保障体系，可以做到病者有其医，共享公共医疗服务；有了诚信原则，大处方、红包、回扣、医托等时弊或将迎刃而解……同学们，你们会很辛苦，但从事这样一项伟大的事业，你们也会很幸福。

“知其事而不度其时则败。”人生是马拉松，赢的不是起点，而是终点。成才路千条，爱国第一条。“行百里者半九十”，你们的使命必将更加艰巨，压力必将更加沉重。百年中国，是你们的未来。“百年讵几时，君子不可闲”，在这样一个充满美好憧憬，同时也是爬坡过坎、滚石上山的新时代，以奋斗求解发展的方程式，以奋斗书写青春绚烂的时代篇章，应该成为也必须成为交医学子的“硬核”。

青春相伴梦想，领先源自梦想，梦想催生激情，激情创造未来，这是强叔一路走来始终不变的信念。最惨的失败是丧失梦想。梦想既是人生的脊梁，也是人生的动力，遥远的梦想能够滋润灵魂。没有灵魂的躯体即使年轻也每天都在执行既定的走向死亡的程序。梦想不一定是成名成家，后者只是梦想的副产品。把小我融入“健康中国”的大我、医学的大我、人民的大我乃至全球健康的大我，“为天地立心，为生民立命，为往圣继绝学，为万世开太平”，应该成为交医人的使命担当和面对未来的姿态。

同学们，“自古英雄多磨难，从来纨绔少伟男”。人可以寂寞，也可以凄凉，关键是怎么选择：是一时开心，还是一生安心？在你们仰望天空、追梦圆梦的征程中，独行漫漫长路，又不甘心平庸，必会遇到各种各样的难题、阻力、麻烦和挫折，遇到数不清的时不我与的无奈，甚至穷途末路的窘迫。正如两个月前，纪录片《人间世》第二季中的《浪潮》讲述的，在现实工作中磕磕碰碰、头破血流的小医生——你们的学姐钱逸维同学，和一路坎坷、已成别人眼中的名医的大医生——复旦大学附属肿瘤医院虞先濬主任的故事。同样，刚才作为教师代表讲话的李青峰老师和他的团队历经十多年的努力，终于成功实现全球首例基于自体组织的全脸预构和重建，被国际同行认为是“中国式换脸”。这其中充满多少艰辛和磨难，只有经历过，才能感受到。同学们，我深信，无论是花开灿烂时的孤独，还是花落凋零时的寂寞，怀揣梦想并持之以恒会让你变得踏实而饱满。实际上，坚持的路上，同行的人会越来越少，可能有人在下一个路口转弯，在下一个站台告别，甚至有人刚出发就“稍息”了。其实失败者往往并不比成功者愚笨，只是在逆境中，成功者比失败者多思考了一个问题，多坚持了一分钟，多走了一步路。同学们，1 的 365 次方永远是 1，而 1.01 的 365 次方是 37.78343，可 0.99 的 365 次方只有 0.02552。每一次坚持，每一次重复，其实并不是简单的相加，而是相乘！水滴石穿，心无旁骛，坚持“劳心而做细密之一诊”，才可能行稳致远，获得多彩而不灰暗、乐观而不冷酷、勇敢而不焦虑的人生，以“不畏浮云遮望眼”的境界，不负自己、不负人生、不负韶华，最终赢在终点。

“梅须逊雪三分白，雪却输梅一段香”，任何时候优势与劣势都不是绝对的。世上没有救世主，在成功的道路上，你的敌人永远只有你自己，认识并改变自己，是成功人生的敲门砖。我们要多一点真情、激情，少一点苦情、矫情；

多一点苦干、实干，少一点假话、空话，不要充当“复读机”；我们不能做“杠精”，不能做“戏精”，更不能做“柠檬精”。“梧高风必至，花香蝶自来”，我们要学会沟通，换位思考，尊贤容众，虚怀若谷，包容彼此，努力提高情商，拥抱大智慧、造就大格局。请记住，情商远比智商更重要。

同学们，无限风光在险峰！生逢奋斗时代，惟日孜孜，不枉此生。未来的30年里，你们必将成为中国医学的中流砥柱。从医是一条艰辛的路，但也会见到别人无法见到的精彩绝伦的风景。衷心祝愿你们在梦想中重新启程，在扬弃中坚忍不拔、锲而不舍、不断超越，在攀登中保持平和，探寻风景，出走半生，归来仍是初心依旧的少年。

同学们，你们即将远行，在五湖四海，乃至世界各地留下拼搏的足迹。值此之际，请让我们用最诚挚的心情、最热烈的掌声向长期关爱你们成长成才的师长、默默付出的家人、共同进步的朋友表示由衷的感谢！无论身居何方，你们都要记得自己的“根”与“魂”，记得母校的重托、人民的期望。你们立足之地，就是母校；你们所在之处，就是中国；你们每个人梦想的实现，就是一流医学院的发展，就是中华的腾飞！值此伟大祖国70周年华诞即将来临之际，我提议，让我们一起嘹亮唱响《我和我的祖国》，为自己加油，为母校祈祷，为祖国喝彩！

（本文系2019年6月25日陈国强在上海交通大学医学院2019届学生毕业典礼上的讲话）

有生资更需努力，慎大德也矜细行

压枝橄榄浑如画，六月骊歌云中扬。强叔和你们——交大医学院2020届的大部分毕业生，我亲爱的孩子们，已经颇久没有面对面了。隔屏相望，无语凝噎，这是一次在告别中的告别，在不见中的再见——你们这一代，正在经历人类历史上最独特的毕业礼；你们这些准医生，就要扛起人类历史上最严峻的公共卫生抗疫重任；你们这些未来为人父母者，或将面临一个人类现代文明史上前所未有的崭新生活方式，你们的恋爱模式、你们的育儿方法、你们的消遣娱乐，或将一一重构。

今年是我担任上海交通大学医学院院长的第十个年头。十年饮冰，难凉热血。这十年，是修炼，是坚守，更是一份责任。疫情前，我就曾想象过，在文化广场上为你们的毕业典礼致辞时，我该说些什么。此刻，我打算重构曾打好的腹稿。一场突如其来的新冠疫情，让世界停摆，让人类且惊且疑，让我们只能习惯于云端对话。

有朋友说，2020年，是新冠元年，人类文明必须重新反省、重新出发。那么，对医学生来说，我们的重新出发，责任和意义都尤为重大。全世界，从来没有像这一刻那样需要我们、信赖我们、期待我们。

这一次的云端握别，不失隆重，我们所有老师和领导都深深地爱着你们；这一次的云端握别，不失温情，庄重的仪式感里，有我们深沉的爱和思念；这一次的云端握别，更不失凝重，一根事关未来人类战“疫”的接力棒，就在今天郑重交付给你们，殷殷期待你们在理想中扬帆，在梦想中远航，在实践中收获，在披荆斩棘中超越自己，更超越我们，让你们自己、让中国、让人类拥有更美好的未来。

我曾经有过一次“分散”式毕业典礼的经历。2003年，中国遭遇SARS疫情，40岁的我受邀参加瑞金医院毕业典礼，作为教师代表发言。当时我说，现代社会处处充满机遇，但我们必须有接受任何挑战和竞争的勇气，真正明白“天外有天，山外有山”。自信与骄傲有异：自信者常沉着，而骄傲者常浮扬。

唯有磊落而踏实地工作，秉承交医卓越前辈坚定的意志和崇高的信念，不断努力、开拓，你们的明天、中国的明天、人类的明天，才一定会灿烂而光明。

弹指17年，你们从小学读到了大学毕业，强叔也做了外公，当年的毕业生很多已成为新冠疫情阻击战的中流砥柱。他们闻召而动，勇往直前，以生命守护生命，扶生命大厦之将倾，挽疫情狂澜于既倒，良知良能，可歌可泣，成为当之无愧的国之肝胆。经此一“疫”，国人更深刻地感受到，医学理应成为值得举国高度重视的学科，医生和护士更应成为最受国人敬重的崇高职业!

疫情阻击战中，你们也是战士，克服重重困难，高标准完成医学生毕业要求，很多人还挺身而出，一边忙毕业，一边默默担当守护者。在这场专属于你们的特别毕业晚会上，我代表上海交通大学医学院，并以我个人的名义，向你们表示最诚挚的祝贺、最衷心的感谢，并再道一声珍重!

同学们，世间万事，知其所来，方能知其所往。交大医学院以造就有灵魂的卓越医学创新人才为根本使命。我深知，学校教育只是这个使命的开始，远非结束，现在更不是对结果作出评判的时候。我们的目标能否达成，取决于你们踏入社会后是否能不懈努力，正所谓“行者知之成”。

梦想催生激情，激情成就未来——这是强叔的座右铭。眼中的那束光，使你们富有激情和梦想，炯炯有神，朝气蓬勃，令你们的步履更加坚实有力；那束光，使你们诚实面对自我，知行合一，表里如一，明辨是非，独立思考，知难而上，成为远见于未萌的明者和避危于无形的智者；那束光，使你们拥有看不见、摸不着却不可忽视的独立人格力量，照耀自己，更以凝心聚力的吸引力和潜移默化的感染力，照耀且温暖他人。把小我融入大我，让每一束也许并不耀眼的光汇聚，点点滴滴，汇成汪洋。星星之光，亦可燎原——你们的光芒如海，这个社会也会阳光普照，温暖病弱；你们的灵魂凛然不堕，我们的国魂也会昂扬向上，砥砺公平正义，成就中国梦想。

有位你们的学姐来信说，工作了近三年，想哭，单位很功利，社会是个熔炉，走着走着就丢了信念，忘了初心，惦记别人有什么而我没有什么，我将什么时候能得到，在计较和焦虑中完全迷失。我回信说，不必悲伤，人生无法重来，但我们需要在试错中成长。怀疑和批判是科学，更是医学发展的内在动力，求真务实、宽容开放是医学精神的内核。走进社会，胸中有志，方能不迷失、不走偏。志行万里者，最忌中道而辍足，无端消耗生命。东汉末年著名医学家、医圣张仲景，生于乱世，瘟疫肆虐，他十分悲愤，痛下决心潜心研究伤寒症诊治，几十年含辛茹苦，写下不朽之作《伤寒杂病论》，并留下谆谆遗言“进则救世，退则救民，不能为良相，亦当为良医”，深刻道出医者的真谛乃心怀天下。今天，医学已经发生了翻天覆地的变化，内科外科化，外科微创化，微创机器化，专科精细化，医疗机械化。诸多变化之下，无须否认，医学也变得有点功利化。随着脑科学计划的大力推进，大数据、人工智能等技术得以应用，可以预料，在你们大展才华的未来30年，医学发展必将更加迅猛，甚至会令人瞠目，甚至有人预言，人类将实现永生。任它千变万化，医者如磐，更要有立己达人、兼济天下的社会责任感，保持定力，永不懈怠，充满激情，炯炯有光，树立远大而又坚实的志向，在反思中进步，不屈不挠，追求科学梦想。

同学们，有了那束光，有了那个鸿鹄之志，还要腹中有才。有才，方能创新克难，造福病患。请莫自觉或不自觉地陷入“专”而不“博”的迷雾之中。医学不断发展，知识不断更新，当新冠元年与互联网+人工智能迎头相撞，医生更加需要终身学习。

作为医者，唯有大爱，才能让医学充满有温度的力量。入学时，大家一同观看大师剧《清贫的牡丹》，王振义爷爷用牡丹背后蕴含的深意勉励医学生做人的道理，医者德为首，淡泊名利，秉持良知。拥有一颗平淡、平静、平和的心灵，才能葆有内心最终的丰盈与满足。伟大的医者，不屑于奉承与歌颂，不排斥批评和质疑。医学充满不确定性，我们并非全知全能。但是在帮助病人赶走疾病折磨之际，一句有温度的话、一个细小暖心的举动，往往就会成为病人救命的那根稻草。与诊断书上生硬、冰冷的解析不同，良言一句三冬暖，这能燃起他们在生命低谷的希望。护佑生命，需要温度和情怀，越是物化的医学越要呼唤人文精神的回归，这就是“心中有爱”。

同学们，你们每一个人都是交医的一个窗口、一个品牌。当你们时刻展现大医情怀，实践“眼中有光，胸中有志，腹中有才，心中有爱”，交大医学院就自然成为“世界一流、中国特色、上海风格、交医特质”的医学院了！

维天之命，于穆不已！交医人一代又一代，薪火相传，治病救人。我们期盼并坚信，你们将和负重前行的前辈一样，坚定不移地弘扬科学精神，探究生命健康本源。“新冠”袭来，天降大任，抵御狡猾的疫病，唯一的依靠是科学精神——即求真的认识观、求善的价值观、求美的艺术观的有机结合。

路漫漫其修远兮，你们的未来或许充满了挫折、辛酸甚至失败，但请不要知难而退、放弃初心，那不是交医人应有的样子。祝福你们，上下求索，不负韶华，久久为功，功不唐捐。你们可以的，交医将会为你们每一位骄傲！

人生的赛道上，交医人有一个很好的起跑点，有生资更需努力，慎大德也矜细行。从今天开始，未来就是你们的主场，澎湃吧，后浪！

（本文系 2020 年 7 月 4 日陈国强在上海交通大学医学院 2020 届学生毕业典礼上的讲话）

夯实底气，胸怀志气，抱团争气，你我一起“破天荒”

去年9月，我踏浪而来，从东海到了南海。海南，吸引我投注从生命中的两个福地——湖南和上海——积累起来的浩荡心气，和你们有了一段妙不可言的海医缘分。我到海医，至今不到300天，这是我的人生历程中最艰难、但也是最享受的时光，就像苏东坡所说，“忽变轩昂勇士，一鼓填然作气，千里不留行”。短短9个月，海医以极大的勇气和“破天荒”的姿态，掀起波澜壮阔、热辣滚烫，更史无前例的办学理念革新和守正改革浪潮。寸步千险，指间风雨，肠中冰炭，起坐难平——当年苏东坡体会到的种种滋味，我也略有体会。但海医拥有你们，拥有改革的激情，终使诸多不可能成了现实。

诚然，十年树木，百年树人，教育改革的成效不可能一蹴而就，海南医疗水平的发展也不可能一日千里。但是，令我颇感欣慰，也出乎我预期的是，今天的海医本部，已经发生了人人都能感知的大变化，“言必行、行必果”，风清气正的教育生态正在形成，社会影响力和学校声誉亦有大幅提升。特别是随着各项教育教学制度的出台和修订，海医人的学习热情不断高涨，自觉性不断内化，筑梦圆梦的热血正开始沸腾。

孩子们，一日为师，终生为父，何况你我已经拥有283天的师生之缘。这句话在我眼中，不是在要求学生敬师如父，而是在警醒师长：父爱如山，对学生的责任担当要像父亲对孩子一样，终生不渝。第一次面对海医学子演讲时，我承诺过，希望以一个灵魂唤醒另一个灵魂，以学生为中心，献出父亲般全部的爱、智慧和才能，力求造就你们的伟大。那时的你们已经奔赴各地实习。请原谅，虽然“不老”的强叔，能饭能闯，但万事开头难，你们有时来信向我“求救”，我也实在难以一一施以援手。于是，我们的第一次正式见面，却是今天这个即将分别的时刻。我就像一位老父亲，还未仔细打量刚刚远归的孩子，却又不得不匆匆为你们披上行囊，送你们踏上新的旅程。此时此刻，当然有不舍，更多的还是放心不下。但是，望着你们一张张青春洋溢又对未来充满期待与困惑的面庞，我再次承诺，你们和海医，也包括我，咱们的“父子情缘”永不中断，海医永远是你们的家，强叔永远是你们的师与父。

你们是我来到海医后送别的第一批毕业生，更是海南医学院更名为海南医科大学后的第一届毕业生。更名可能象征着告别一个时代。即便如此，学校也只是举行了一个简朴的更名仪式，因为更名不是目的，只是高质量发展新时代的开始。在这里，我预告一下：学校将在今年的适当时候召开“海医再出发——高质量发展大会”。借今天这个机会，请允许我代表海医全体党政领导，向长期以来关心和支持海医发展和更名工作的各级领导和专家们表示最衷心的感谢，向77年来为海医发展作出重要贡献的广大师生、医务员工和校友们，表示最崇高的敬意！

同学们，毕业不是结束，而是新的开始。在这个值得纪念的高光时刻，我代表学校，并以强叔个人的名义，向你们，也向为你们默默付出的亲友们表示热烈祝贺！向悉心培育你们的老师们表示衷心感谢！

“一鼓填然作气”，我期待，海医毕业生拥有这样的“浩然之气”，挺起胸膛，夯实底气，胸怀志气，拥抱骨气，抱团争气，遇山开山，见水架桥，沧海何曾断地脉，海医从此“破天荒”。你们要带着彰显“大学”之“大”的格局和地脉、情怀和责任，永远保持对生命的最大尊重；带着美丽岛的国家担当，为建设具有世界影响力的中国特色自由贸易港，为到本世纪中叶全面建成社会主义现代化强国，踏上未来“破天荒”的人生征程！

同学们，请你们强化自信，夯实底气。走向社会，成就自我，需要足够的底气。刚才毕业生、家长和校友代表发言时，倾情诉说学校的各种“好”，感谢学校用生命的火炬照亮了你们的前路，用爱心的浇灌让你们从青涩走向成熟。但我们无需讳言，海医还不是高水平大学。我也在网上看到，有人戏言，海医是“山高村卫校”，那或许是自嘲，或许是恨铁不成钢。但事实上，母校肯定永远是你们的挚爱。请相信，母校将越来越强大，努力成为你的坚强后盾。而这强大的来源也包括毕业的你们。海医不自卑，你们更不必自卑。底气源于自己的日益强大夯实，让我们击掌相勉：任何时候，都要有底气大声说出，我是海医人！底气源于自信、自尊、自爱和自强。

海医人应该拥有自信，如果没有“一点浩然气，千里快哉风”，没有不等不靠的自力更生，积极向上的主动作为，命运多舛的海医能从 77 年前的 3 间旧教室，发展成为当今海南自贸港内崭新的医科大学吗？尽管我们海医还缺一点“海南速度”。

海医人应该拥有自信，如果没有海医培养的数万名毕业生任劳任怨，奋斗在 3.54 万平方公里的海南大地上，海南人民的健康能够得到有效维护，人均预期寿命能够超过 79 周岁、高于全国平均水平吗？尽管我们海医还缺一点“海南温度”。

海医人应该拥有自信，如果没有海医的发展，海南能够实现“小病不进城，大病不出岛”，成为更加健康的美丽岛吗？尽管我们海医还缺一点“海南高度”。

海医人应该拥有自信，如果没有改革精神，我们能够在短期内实现海南医科大学的崛起和现代化的海南省医学科学院的破茧而出，使四方英才纷纷加盟我们吗？尽管我们需要再增加一点“海南锐度”。

同学们、同志们，海医需要增速、增温、增高、增锐。自信是一所大学和所有学子成长的源泉、力量的基石。自信让我们做最好的自己，有底气一点一点补齐目前所缺的那几个“一点”。网上有海医学生“自嗨”：星星之火，可以燎原！昔日他们爱搭不理，未来让他们高攀不起。——这就是自信！

时势也能造就自信的英雄。海医人的自信，源自得天独厚的时代，源于自贸港建设的需要，源自海南人民健康的需要，更源自海医未来发展的需要。百年未有之变局正加速演进，科技革命与大国博弈相互交织，新时代发展潮流浩浩荡荡，科技发展一日千里，新质生产力不断形成。就在 4 天前，我有幸在北京参加全国科技大会、国家科学技术奖励大会、两院院士大会。习近平总书记在大会发表重要讲话时指出：现在距离实现建成科技强国目标只有 11 年时间了。我们要以“十年磨一剑”的坚定决心和顽强意志，只争朝夕、埋头苦干，一步一个脚印地把这一战略目标变为现实。

同学们，不想被时代淘汰，就要不断进取，以实际行动改变外界对海南、对海医的偏见。年轻真好，从海医出发，保持一颗追求卓越，勇于求变的自信心，永不放弃、不断进取，练就大本领、真本领，你们必将可堪大用、可担大任——白衣明日万人看，兹游奇绝冠平生，海医永远相信你们！

同学们，请你们强化使命，胸怀志气。4 月 27 日，有位去年毕业、月薪 1.2 万元的匿名校友以电邮问我："对于我们这样的青年，是继续升学深造，争取进入大城市或发达国家好的平台合适，还是为了获得比较高的薪资，先来海南合适呢？"我简而复之：志存高远，青年人需要着眼未来。请坚信，志不立，天下无可成之事。有志者事竟成，颠扑不破。你们赶上了一个不确定的时代，风高浪急，甚至惊涛骇浪，海医人诞生于大海，何惧风浪；你们也赶上了一个最好的时代，"天将降大任于斯人"，中国式现代化托举着中华民族伟大复兴的中国梦，海南正在向具有世界影响力的自由贸易港艰难冲刺，海医人正在向全面建成国际化高水平医科大学的发展目标砥砺前行。未来的你们，要"种瓜"而不能仅仅"吃瓜"，要"拼赢"而不只是奢望"躺赢"。大鹏振翅，正当其时。过去如何，都成既往——海医如此，你们亦如此。海南孕育了海医，海医培育了你们，海南人民的深恩和期待，让我们共同回馈。我很高兴地看到，你们当中既有走向基层、服务人民健康的，更有继续深造、选择读研的。相信你们，既能顶天，也能立地。立地平凡，但平凡中见伟大。顶天艰辛，但艰辛中见光芒。人啊，缺乏的往往不是才干而是志向，才干可以累积，能力可以提升，而无志则不立。立志，将激励我们拒绝平庸、脚踏实地，激励我们虚怀若谷、刀刃向内。物欲泛化，人心浮躁，我特别怕看到的是，今日纯真可爱的你们，不能抵御精致利己主义的侵蚀和狭隘功利主义的诱惑。坚守医学初心不易，深陷名缰利锁可怕，它会牢牢锁住理想的咽喉。大学之道，在明明德，请抽离"小我"，请持大爱，立大志，行大事。

同学们，请你们不甘落后，抱团争气。去年开学时，我呐喊：海医人应该有海医人的样子，应该不甘落后，勇于前行。海医人，需要争气！争气是生命的常青藤。四五年前，你们迈入海医时，可能还在为没有考入更心仪的大学而懊恼；求学期间，可能还在为大学的种种不如意而郁闷，吐槽饮水机水费啥时退，宿舍三天两头不是这个坏就是那个坏，没睡醒就被施工噪声吵醒，修理漏水的天花板还要层层审批，甚至为理发师将你要的八字刘海剪成了齐刘海而生气……

同学们，再不如意，你们都没有放弃。人必先自助而后天助，必先自侮而后人侮之。人生没有“躺赢”，“C位出道”只是传说，成功的背后一定是难以想象的心血、汗水、智慧和才干。放弃很容易，但短暂的轻松过后，是一辈子的越过越难。坚持努力的当下，可能有点苦，但未来的每一天，却可能越过越轻松，正所谓“苦尽甘来”。学校如此，你们同样如此。你们努力坚持，学校才会变得强大。无论何时何地，经受什么挫折和不公，请你们一定要狠下心来去争气，去拼搏。受挫时，扬长避短；被鄙视时，以实力和成绩去破除偏见；遭人误解时，不辩解，时间会证明一切。争气，你会变成一个很厉害而又充满情怀的人。你自己才是你最坚实的避风港。

孩子们，“逆水行舟用力撑，一篙松劲退千寻”。你们也即将踏上人生的漫漫征程，未来的路还很长，不要慌张。荆棘丛生，险关要隘，是挑战，也是惊喜，你我生来，本应为高山。让我们来一场十年之约。十年后，当你们荣归母校时，我承诺，展现在你们面前的，一定是更加欣欣向荣的新海医；我也希望，看到一位争气的你！

从“健康海南”到“健康中国”，从乡村振兴到自贸港建设，济世安邦、利国利民的伟大事业，需要微光成炬，涓滴成海。我会一直注视你们，你们将是点亮海医、点亮我的生命的那滴滴甘泉、点点星光。

孩子们，强叔和你们一起奔跑，未来可期，期待十年后你我的热烈相拥……

（本文系2024年6月28日陈国强在海南医科大学2024年毕业典礼上的讲话）

强叔金句

- 眼中有光，胸中有志，腹中有才，心中有爱。

- 任它千变万化，医者如磐，更要有立己达人、兼济天下的社会责任感，保持定力，永不懈怠，充满激情，炯炯有光，树立远大而又坚实的志向，在反思中进步，不屈不挠，追求科学梦想。

- 无论时代怎样变迁，科技如何发达，医学工作的对象永远是人，是一个完整而富有情感的人。我始终坚信，医生现在不会，将来也永远不会失业，因为医学是一个直接面对生命的职业。

- 生命需要温度，生命需要情怀。

- 我们别总是看着别人活着，并活得有滋有味，却忘了我们不是别人，我们是我们自己，我们在过自己的生活，我们自己的生活也是有滋有味的。

- 做一个感恩、厚道的人，做一个随遇而进、一路坚守的人，做一个勇于担当、心存包容、充满大爱的人。

强权金句

- 世界上最快而又最慢、最长而又最短、最平凡而又最珍贵、最容易被人忽视而又最令人后悔的是时间。

- 医学之路，道阻且长，需要不懈付出与经久坚持。

- 医路漫漫，学医不易，行医更不易，且行且珍惜。

- 当你面临困难挑战、风险危机时，只有坚持独立思考、不随大流，才能作出正确选择。

- 只有心甘情愿，我们才会活得坦然。

- 敬畏科学和生命，能让我们面对名缰利锁时，始终不忘医学的温度；能让我们面对有限生命时，竭力拓展生命的宽度；能让我们面对迷茫前路时，依然坚守医学的厚度。

- 决定今天的是你昨天的姿态；造就明天的是你今天的心态。

强叔金句

- 你自己才是你最坚实的避风港。

- 梦想催生激情，激情成就未来。

- 最惨的失败是丧失梦想。

- 左手握着理想，右手握着坚强。

- 历史只会眷顾坚定者、奋进者、搏击者，而不会等待犹豫者、懈怠者、畏难者，生逢伟大时代，勇做新时代的“劲草真金”，一起克难，一起攻坚，越是难险越向前，全身心融入时代洪流，是无比幸运的事，也是无比幸福的事。

- 任何时候优势与劣势都不是绝对的。

- 多一点苦干、实干，少一点假话、空话。

第三章

医学强则国强

十年，就在弹指一挥间

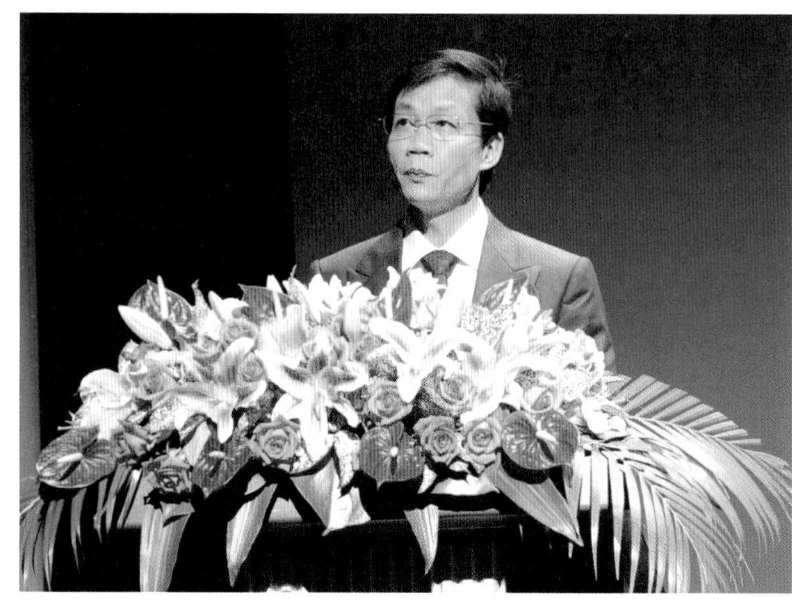

2010年10月24日，上任上海交通大学医学院院长时发表就职讲话

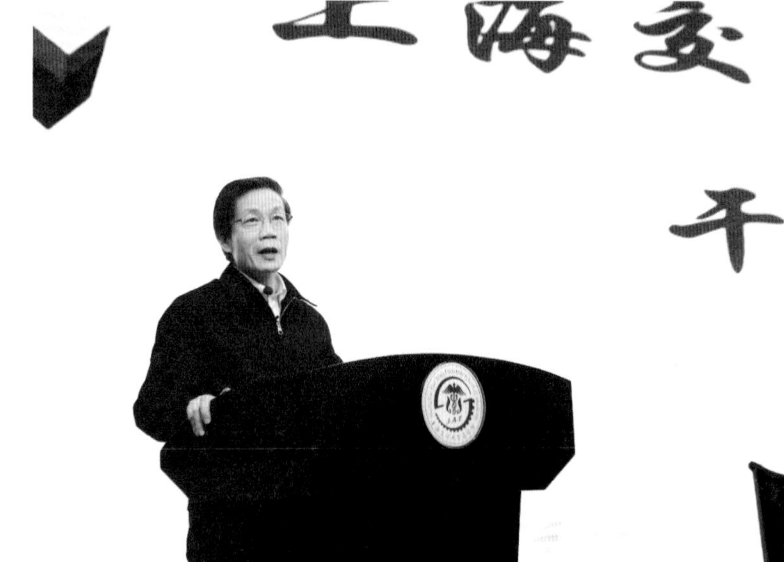

2021年3月16日，卸任上海交通大学医学院院长时发表卸任讲话

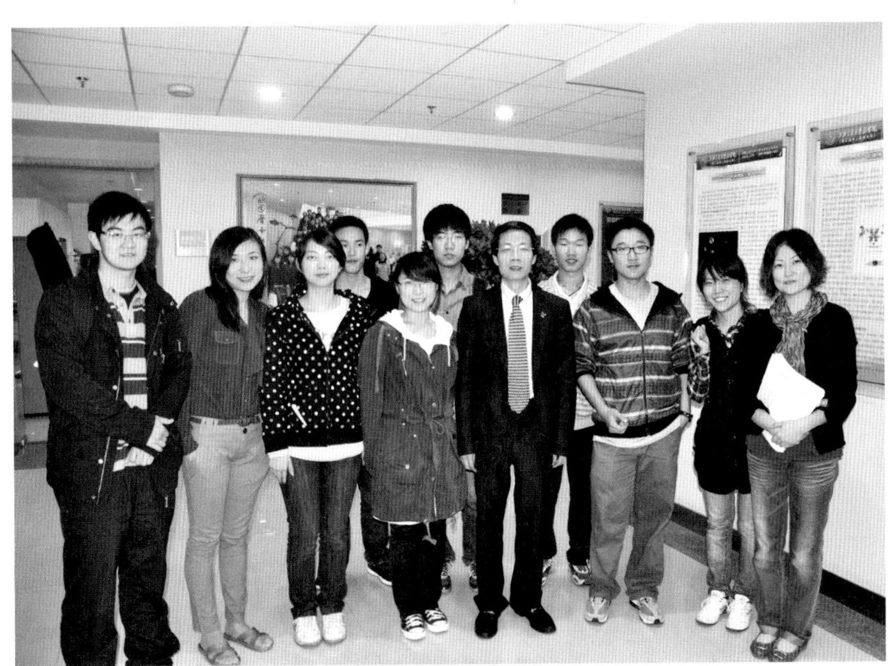

2011 年 11 月，与课题组的学生们在一起

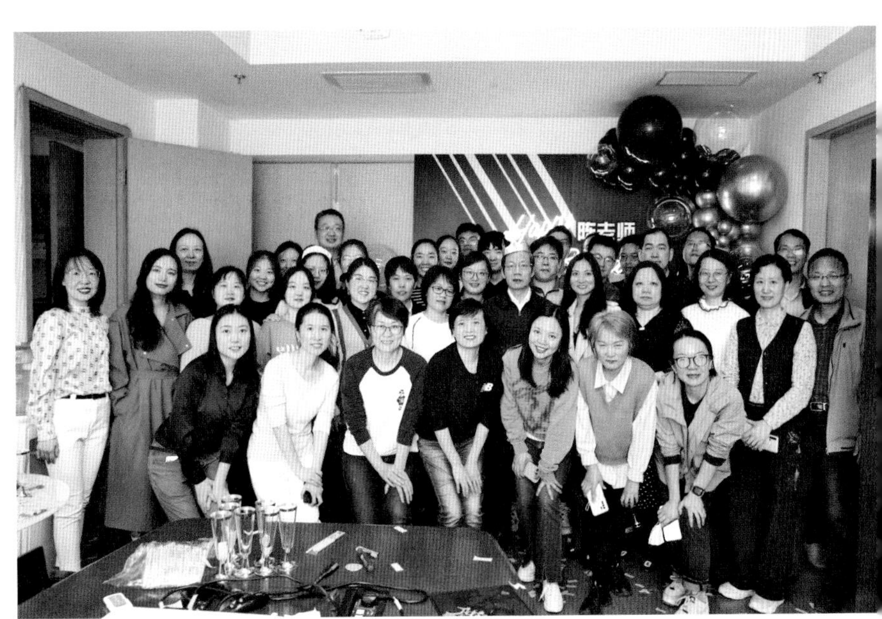

2021 年 11 月，与同事、同学在一起

医学教育是一场接力和合力

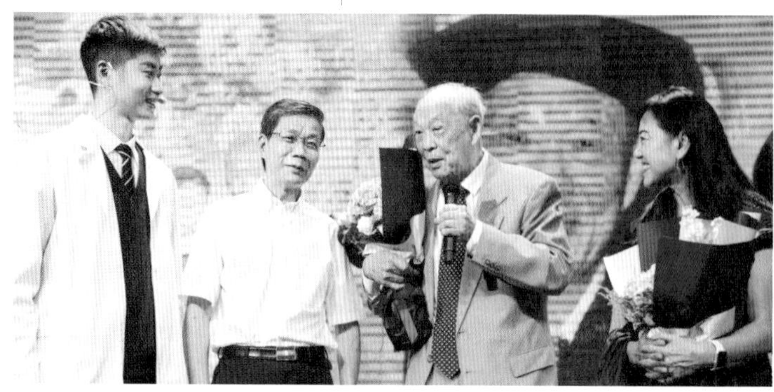

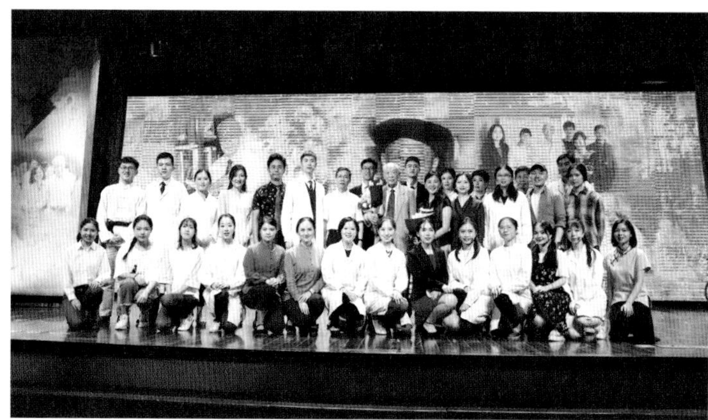

以王振义为原型的话剧《清贫的牡丹》演出现场

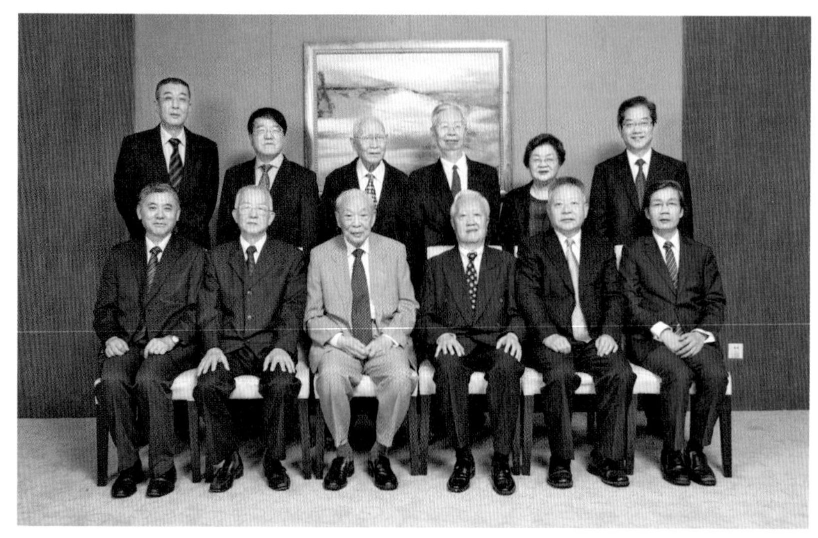

与前几任医学院党政主要领导合影

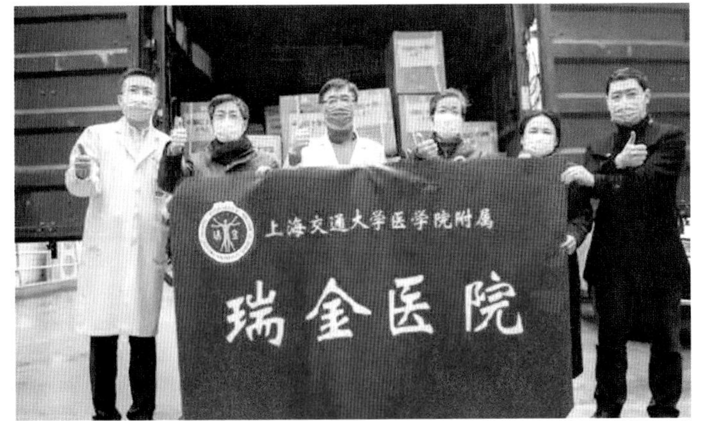

平日是"白衣天使"，生死考验面前，他们化身"白衣战士"挺身而出

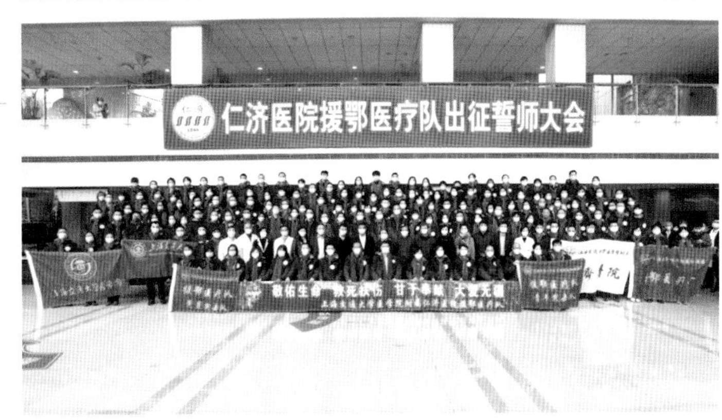

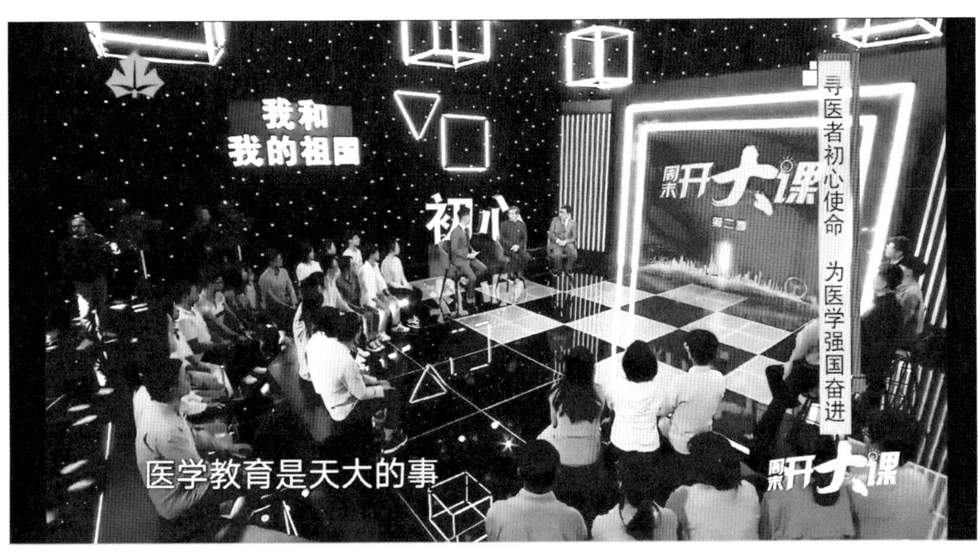

2020 年，作为主讲嘉宾参加上海教育电视台"周末开大课"栏目

大气·大爱·一流学科

“一流大学”必须要有一流学科。但是，造就一流学科，建设世界“一流大学”，不可能一蹴而就，更不可能通过“大跃进”来实现。建设一流学科，要有大气和大爱。

我们要倡导并凸显一种“大气”，容忍有利于创新的个性，营造一个有利于产生学术大师的良好的研究环境。于是，我们要求我们的共产党员必须带头坚持科教工作的协调发展，心宽目远，胸怀全局，兢兢业业，造就一种“敢说敢想敢做，百折不挠、锲而不舍”的科学精神；坚持理想信念与学科发展相结合，瞄准国际前沿，面向国家需求，踏踏实实地推动科技创新；坚持继承传统与开拓发展相结合，秉承功勋卓著的前辈们坚定的意志和崇高的信念，锲而不舍，执着追求，不断挑战自我，努力开拓未来。这些坚持和容忍恐怕是决定我们是否能够真正在最短的时间内缩短与世界的差距，进而实现建设“一流学科”梦想的基本前提。

我们要强调并凸显一种“大爱”，要求每一个共产党员坚持团队发展与个人发展相结合，以高度的责任感，把自己看作团体的一员，互相帮助，互相珍惜，互相爱护，以团队发展促进自己成长；坚持学术修养和人格修养相结合，努力提高素质，勇于承担困难，学会谦让利益，实事求是，摆好位置，言行一致，表里如一，泰然自若地工作，对人坦然、真诚，对事认真、求实，以党员这面旗帜凝聚人心。

在“大气”中推动创新，在“大爱”中催生团队，我们的共产党员才能够与时俱进，永葆先进性；我们的“大师”一定会层出不穷，我们学科的一流也会指日可待。

（本文发表于《文汇报》2005年7月21日第11版）

聚焦六大方面，助力交医发展

2005年上海第二医科大学与上海交通大学合并，成为新的上海交通大学医学院。合并七年来，我们始终遵循“两个尊重”原则——尊重大学的办学规律、尊重医学学科的发展规律，获得了多方支持，得到了一些发展。

在本次中期绩效评价中我院被评为优秀，我有些诚惶诚恐。说实话，我认为教育绩效评估是很难的事。教育的成效需要很长时间方能显现。我当院长这几年做的工作，到底对教育有多大的贡献，可能要二十年后方能显现。我希望二十年后，能听到人们评价：“陈国强在任时是做了些实事的，推动了学校发展。”我认为那才是我真正向往的绩效评价。

下面我简要介绍一下交大医学院在“十二五”内涵建设方面的概况。我院的“十二五”内涵建设目标，可以归纳为两条：第一，拥有一支具有国际竞争力的师资队伍。通过优秀的师资队伍建立合理的学科体系，培养出优秀的人才。第二，贯彻转化医学的理念。新世纪需要的医学人才，不仅仅要能够看好病，还应该能够创造医疗成果、提高诊疗水平，解决我们看病难、看病贵的问题。我们必须在转化医学理念的引领下办好学，培养出社会需要的人才。

在这两个目标确立了以后，交大医学院按照市教委的要求，从学科专业队伍、知识服务能力、教师专业能力、国际交流以及公共服务平台五方面形成了建设方案，参与了六大平台十四个项目的建设。建设资金重点用于人才培养、学科建设和师资队伍建设。

在项目建设中，我们主要在以下六个方面开展了一些工作，取得了一些成效：

第一，做好内涵建设，把专项建设与学院重大改革发展相结合。

大家可能知道，交大医学院临床医学实力很强，但基础医学相对薄弱，因而医学院酝酿推出了基础医学院的改革，希望通过改革，把基础医学学科尽早建成国家重点一级学科。在这项改革中，我们打破了基础医学院传统的教研室模式，改变了原来以教研室为单位组织教学和科研的局面，进行了学科重组，启动了全面建系，打造了若干个学科平台，建立了全新的科研组织模式，打造出了一些跨基础和临床的交叉团队，又通过落实“PI（课题组长）制”和“Co-PI（助理研究组长）制”，吸引和留住了一批优秀师资。改革的过程就是利益重新分配的过程，虽然非常困难，但是通过这项改革，基础医学院形成了良好的工作氛围。2013 年，我们组织了对基础医学院的国际评估，邀请了一批国际专家评估我们的实力、考察未来发展方向。专家们经过书面函评和现场调研，给出了很高的评价，认为：通过六年的改革，基础医学院已成功转型成了一所研究型学院，有潜力成为世界一流医学院。

第二，坚持人才强校，形成适应转化医学发展的高层次师资队伍。

医学院始终坚持人才强校战略，认为不同层次的优秀人才都应该有自己的发展空间。近年来学院推出了“PI 制”“Co-PI 制”“高层次人才引进”“青年教师能力提升计划”“专职科研队伍建设”等一系列计划，不断完善职称晋升和考核制度，在附属医院大力打造临床专职科研队伍，努力建设适应转化医学发展的研究型、国际化的世界一流师资队伍。

我认为，为了建立起创新机制，人才建设必须突破阻力、挺住压力，舍弃面子工程。要能够做到“八不为”：不为个人利益所驱，不为自己喜好所使，不为以往成绩所累，不为习惯做法所缚，不为过去今天所惑，不为困难矛盾所惧，不为条条框框所限，不为地域思维所制。要做到这八条真的非常不容易，我不敢说我完全做到了。

在引进人才方面，要注意引进和培养之间的关系，不能只注意引进而不培养，两者必须有机结合。十年以后，如果交大医学院还大张旗鼓地说要去引进人才，那我这个院长就是犯错误了。我希望十年以后我们自己培养的人才能够成为顶梁柱，那样我们就成功了。

但是目前的情况下，我们还必须要引进人才。在人才引进中我们遇到一个问题，坦率地说就是很难在短时间内对刚刚引进来的人才作出评价。为解决这个问题，医学院建立起了针对引进人才的弹性聘期考核制度，具体来说就是引进三年后进行中期评估，根据评估结果对其薪酬和住房补贴进行调整。到第二个三年结束，再对他进行一个终期评估，评估他的科研和教学能力。我们要求引进的人才必须参与教学，不参与教学的过不了关。评估优秀的进入常态管理，过不了关的劝其离开。

一流医学院的建设不能只依靠引进，更需要注重培养，做到引育并重。如果把引进比作输血的话，那么培养就是造血。我们的希望在于青年，他们就是早晨八九点钟的太阳。近几年医学院里青年教师出国的兴趣很淡，因为博士毕业都二十八九岁了，该做妈妈的都做妈妈了，该做爸爸的都做爸爸了，工作、生活上压力很大，这时候要求他们出国真的是难上加难。在这样的情况下我们推出“76后”政策，规定1976年1月1号以后出生的教师，如果没有海外连续工作一年的经历，不能评副高，更别说正高了。回国后的优秀青年教师，医学院给他“第一桶金”，帮助他启动科研工作，给他提供好的土壤，让年轻教师迸发出科研的主动性和积极性。此外，我们还通过扩大博士后的规模来增强科研力量。

为了避免出现一劳永逸、混日子的现象，我们对研究生导师也进行考核。考核每年进行，在今年进行的博导考核中，被评为优秀的只有47.1%，没有达标的有18.5%，两次考核未达标的将被取消博导资格。同样，我们对硕士导师也进行了考核。不合格的人怎么办？必须“下岗”。我们的导师指标有限，不能让不合格的导师误人子弟。交大医学院2010年确定的博导评聘标准已经很高了，但2013年我们再次将其提升了。那些没有科研经费、水平不高的教师不要去带研究生，这就是铁的纪律。我们领导班子也以身作则，不合格的主动退出导师评聘体系。领导干部以身作则，老百姓也心服口服，以上率下，是提升制度执行力的基本保障。

通过这几年的一系列举措，我们的师资队伍总体水平明显提高，结构也明显改善。教师平均年龄41岁，有博士学位的达到60%，有国外学习经历的达到38%。我相信通过未来五年的继续努力，医学院一定会形成一支年轻化、专业化、国际化的师资队伍。

第三，提高人才培养质量，深入进行教育教学改革。

为什么要办学校？办学校就是为了学生。我们始终贯彻《上海市中长期教育改革和发展规划纲要》中确定的“为了每一个学生的终身发展”的行动纲领。教育是个系统工程，为了学生的发展，教育不能仅仅停留在课堂上，要培养出卓越医学人才，我们必须整合一切资源，形成知识、能力和人格三位一体的培养模式。近年来，医学院在辅导员比较少的情况下，遴选优秀的青年教师加入班导师体系，一方面锻炼了青年教师的组织能力，另一方面也是为了让他们去影响90后学生的思想。

在课程设置方面，我们减少了30%的理论课时间，强调以研究为基础、问题为导向的教育，进行整合式课程改革，全面推行客观结构化的临床考试。近年来，交大医学院的招生分数线一直在上升，在全国28个省区市招生，上海录取分数线高过一本线60分，在有些省区市甚至高过一本线178分。随着教育教学改革的推进，我们新增了国家精品课程、国家级双语教学示范课程等一系列教学成果。我院研究生发表论文的数量和质量也得到不断提升，这反映出研究生培养质量在逐步提高。

第四，主动谋划、分类指导学科发展，聚焦转化医学建设。

医学院已经形成了一个金字塔式的四级学科体系，拥有14个国家重点学科。在2012年的教育部学科评估中，我院临床医学排名第一，口腔医学第二，基础医学第三。

为了推动基础医学发展，我们从国家重点学科、主干学科和拓展学科三个层面，分别采取了不同的发展措施，希望促使基础医学在下一轮评选中成为国家一级重点学科。在临床医学方面，交大医学院学科规划处对整个学校的学科体系进行了广泛深入的调研，推出了整合学科发展计划、潜力学科推升计划和特色学科建设计划，希望通过发现和支持新的学科生长点，推动学科体系的长远发展。

在转化医学方面，医学院构建了一些跨基础和临床的研究中心，希望通过不同医院和基础医学院的联合攻关取得一些转化研究的突破。在市教委的支持下，我们还专门辟出场地，形成体制机制，建设转化医学协同创新中心。经过两年的努力，今年7月我们终于通过了国家发改委的审批，将着手建设转化医学国家重大科技基础设施——上海转化医学研究中心。

第五，鼓励创新，着眼长远，不断提升科技创新能力。

要培养创新人才，教师必须有创新思维。创新思维从哪里来？从科研实践当中来。教师不进行科研工作，不可能成为培养创新人才的优秀教师，所以我们旗帜鲜明地鼓励教师参与科研。

医学院承担国家项目的能力正在不断提高，去年取得国家自然科学基金 489 项，今年到目前为止已经有 490 项；除了数量上的增长，科研质量也在不断提高，取得了包括国家最高科学技术奖在内的一系列科研奖项。

第六，服务社会，服务地方需求，提升医疗水平。

我们相信真正有价值的科技创新，必须是真正为提高临床诊疗水平而创造的。作为医学院校，我们要把研究成果真正地写在人类健康上，为提高人类健康水平作出贡献。2010 年以来，医学院系统已经拥有了 54 个国家临床重点专科，体现了我们的临床实力。12 家附属医院不断完善服务质量，承担了上海市 1/4 的门急诊量和 1/2 的疑难杂症的治疗，满足了地方和社会的巨大需求。

最后，我认为，人是内涵建设中的第一要素，高校应该更加注重对人的投入。目前，由于体制机制的制约，医学院依然难以破解“如何真正实现从硬件投入向软件投入的转变”的问题。要想切实提高教师从事创新研究的自觉性，提升教师培养创新型卓越医学人才的能力，调动学生学习、成才的自觉性和主动性，我们还有很长的路要走。未来我们必须进一步加强对教师尤其是青年教师的重视，进一步夯实教风、学风，突破阻力，促进医教研协调包容发展，期待能有更多的突破。

（本文节选自 2013 年 4 月 26 日陈国强在上海地方本科院校“十二五”内涵建设工作推进会上的讲话录音整理稿）

攻坚突破、创新机制、营造氛围，着力提升师资建设水平

2011年是“十二五”开局之年，是上海交通大学医学院创新驱动和内涵提升互相促进、推动科学发展取得新成绩的一年。医学院以“转化医学发展”为战略主题，以“卓越医学人才培养”为战略目标，以“学科内涵建设”为重要抓手，坚持人才强校主战略长期不动摇，坚持以问题为导向的原创型研究不动摇，坚持国际化办学方针不动摇，坚持办好学生满意的高等医学教育不动摇。全院师生医务员工齐心协力、团结奋进，在医疗、教学、科研、管理等各方面都取得了新的进展，实现了医学院“十二五”期间的良好开局。

最近虽然处于暑假，但交大医学院内部依然喜报频传。今年我院4人入选教育部“长江学者”特聘教授名列，10人获得国家自然科学基金重点项目的支持，6人入选国家自然科学基金新设立的优秀青年计划……他们无疑为今年处于花甲之年的医学院送上了大礼。在这些数据的背后，凝聚着一代又一代交大医学院人的精神和心血，更是2005年，上海交通大学与上海第二医科大学合并以来，在充分发挥“部市共建”“部部共建”的体制优势，多方支持、共促发展的办学格局下，始终紧紧咬住两个“一流”，即一流大学和一流医学院的奋斗目标不放松，始终坚持“两个遵循”，即遵循医学学科的特殊规律，遵循综合性大学的发展规律的指导方针，保持医学学科的体系完整性和办学自主权，保持医、教、研、管的相对完整性的结果。

与此同时，交通大学医学院党委牢固树立人才是第一资源的理念，“坚持人才强院主战略，汇聚面向世界一流的师资队伍成为提升质量、深化内涵的关键”已经成为医学院和附属医院的广泛共识。在这里，我愿意代表交通大学医学院党委就我们制定和推进“人才强院”主战略，探索和创新人才引进、培养和管理制度的经验与教训向各位领导作一汇报，请大家批评指正。

汇聚各层次优秀人才，团组引进，集团作战，形成竞争、共赢和医教研管包容式发展的新局面

20 世纪 90 年代以来，医学院在实施“3T 计划”（top 人才、top 项目、top 成果）的过程中，勇于创新机制，对于高层次人才的引进实行“柔性流动”与“刚性流动”相结合的模式，采取了如“哑铃式”“遥控式”“候鸟式”“落户式”等人才使用新方法，变“为我所有”为“为我所用”，对高端人才引进工作从关注“人员流动”到关注“智力流动”，通过实施政策倾斜，营造“池塘效应”。事实证明，这些政策举措的大胆实践，为医学院的可持续发展奠定了基石。但是，随着时代的发展，竞争的激烈、学科的交叉、人才诉求的多元化等因素的变革，医学院认为必须突破阻力、挺住压力，舍弃“面子工程”，成规模地引进，变“十个鸡蛋放一个篮子”为“十个鸡蛋放十个篮子”，允许引进失败，强调持续发展，把重点放在人才发展的土壤上。

1. 建立引进人才的科学评价体系

院领导多次亲自“出征”，带队去美、日、德、英等国的世界著名大学和科研机构，介绍医学院的过去和今天，广揽人才，与此同时建立完善的人才引进机制，规范人才引进工作，科学地对引进人才的学术水平和素质予以评价，并制定相应的协议。为此，医学院在获得申请、经过初步筛选后，进入如下程序：“院系领导接机（营造人本氛围和第一感觉）”—“学术报告（考核表达和反应能力）”—“专家面试（考核未来发展方向和潜力）”—“拟进入团组的个人访谈（相互了解，自己感悟是否适合在这里发展）”—“意向了解（由人事部门了解个人诉求，并根据专家意见决定是否引进和满足诉求）”—“院长定案（全面介绍学校的优势和劣势，交代可能的困难，并根据各个程序的评价和学院制定的主要以学术水平和能力为依据的薪酬配套措施协商引进协议）”—“院长邀请相关部处和院系与拟引进人员座谈”。在过去五年中，医学院和附属医院从海内外引进了不同层次的优秀人才七十多人，形成了多个充满活力的团队，如 2007 年从美国得克萨斯大学 MD 安德森癌症中心引进的程金科研究员组建了生物化学和分子生物学系。该系引进了 11 位优秀青年学者，他们获得了多个国家自然科学基金重点项目、重大国际合作项目，入选“973 计划”，大多数成为“东方学者”“浦江人才”，并已经在包括 *Molecular Cell*、*Nature* 子刊等顶尖学术刊物上发表论文，他们的实验室去年被评为上海市重点实验室。最近，我们将程金科研究员在美国的老师，先后在美国得克萨斯大学 MD 安德森癌症中心担任助理教授、副教授、教授，在耶鲁大学任终身副教授的苏冰博士全职引进回国，担任上海市免疫学研究所所长。在他的感召下，多位优秀学者包括美国人已经进入引进程序，有望恢复上海市免疫学研究所的活力。仁济医院在 2009 年引进入选国家千人计划的高维强教授后，继续引进了 4 位青年学者，形成了新的团队，入选了国家“973 计划”，并承担国家自然科学基金重点项目……现在，我们大多数附属医院已经意识到了人才引进的重要性，并在采取积极措施引进不同层次的优秀人才，力求五年内打造 15 支专职优秀临床研究队伍。

2. 加强人才引进后的服务意识和环境建设

人才引进只是第一步，更重要的是怎么样让人才能够在院内迅速适应环境，迅速发挥他们的领军作用。为此，医学院领导反复强调各部门必须突显服务意识，杜绝“皮条客”现象，让他们发挥自己最大的潜力。为此，在“211 工程”三期建设中，医学院更注重人才队伍的建设，在重点学科建设中由注重购买仪器等硬件建设转变为注重人才队伍内涵建设，尤其是“085 工程”和知识创新计划为我们新一轮的引进和培养带来了新的春风。医学院倡导 PI 在自己的实验室实施海外管理模式，如在细胞生物学系实行研究生轮转制：每个新进研究生必须在三个实验室轮转，每个实验室为期两个月，完成与导师的双向选择。这是国外大学的常见做法，无形中给学生、导师都施加了压力。在科研启动经费、实验室建设、科研团队的组织方面，医学院拨出专款予以支持。另外，医学院领导要求有关职能部门转变观念，做好服务工作，为他们人性化地办理回国手续（包括户口和孩子上学等），为他们“铺路架桥”选择助手，在实验室组建和试剂材料引进方面“开绿灯”，让他们把主要精力投入科学研究，给他们充分发挥的平台，让他们最大程度地发挥聪明才智。

3. 建立引进人才的聘期考核制度

我们和引进人才一般先签订三年协议。三年后，邀请校外专家就学术水平对他们进行中期评估，并听取研究生和团组其他专家的意见，对引进人才的薪酬配套和住房补贴进行调整。优秀者，收入增加；评价一般的，收入减少到普通水平。第一轮评估在去年已经完成，多数评价优秀，4 位评价一般，我们按协议进行了调整。第二个三年，我们将在强调科学研究的同时更加强调教学水平和能力。第六年将进行终期评估，评估优秀者将进入常规管理，还是一般者将予以解聘。我们认为这些制度对引进人才能够起到非常积极的激励促进作用。

调动一切可以调动的因素，团结一切可以团结的力量，破解引进人才和本土人才的矛盾，实现共同发展、共同进步的活跃局面

坦率地说，人才引进的阻力不小。这既源自外部环境的竞争和生活成本的增大，也来自内部各成员的诉求。的确，我们的主力是长期在这里工作的老师们。他们中的大多数是优秀的，必须在引进人才的同时关心他们的成长。为此，在 2007 年，上海交通大学从“985 工程”中提供了 5000 万元让我们在基础医学院组建医学科学研究院。以此为契机，我们通过自由申请、公开答辩的形式，从 23 位老师中遴选了 10 位本土 PI，每人每月增加 2000 元生活补助，基本达到引进人才的收入偏下水平，按照引进人才的同等要求签订协议，并进行三年后的评估。这些举措得罪了不少人，但是调动了“想发展、能发展”的老师们的积极性，取得明显效果。比如说，不到 200 人专业队伍的基础医学院获得国家自然科学基金的数量从改革前的不到 10 项达到现在的每年 40 项，今年获得 3 项国家自然科学基金重点项目。去年我们对这 10 位 PI 进行了评估，7 位被评价为优秀，2 位优良，1 位一般。对其中优秀者，我们每月资助 5000 元，优良者继续资助 2000 元，一般者取消资助。今年，我们继续遴选了新一批本土 PI，让所有有能力发展自己的老师看到了希望，初步实现了引进人才和本土人才共同发展、共同进步的活跃局面。

变输血为造血，给年轻人造就新生力量的发展空间，使他们成为建设一流医学院发展的主力

早在20世纪80年代，学校就通过“配套成组”出国学习的方式，将不同层次、不同专业的中青年业务骨干集中配套成组，派他们出国学习，引进国外先进技术。学校先后选派了10个配套组，赴美国、法国、日本、加拿大等发达国家进修、学习，缩短与国际先进水平的差距。如我校瑞金医院肾脏病学科通过该方式引进了国外先进知识和临床技术，使该学科从创建阶段迅速发展为国内该领域的领先学科。又如我校新华医院小儿心血管学科，通过该方式大大加强了学科整体实力，成为国内领先学科，达到国际一流水准，而且还吸引世界健康基金会捐赠了2500万美元的医学仪器设备，用于建造“上海儿童医学中心”。但是，进入21世纪后，年轻人出国学习的兴趣已经渐渐消失。面对这种局面，医学院领导反复强调引进不是目的，只是手段。一流医学院的建设不能只依靠引进，必须依靠培养。不能培养一流人才，难以建设一流医学院。为此，在过去的优秀学科带头人计划、百人计划、新百人计划的基础上，医学院教授委员会去年推出了一项政策：1976年以后出生的青年教师和医生如果没有海外连续工作一年的经历则不能晋升高级职称。制定该政策的目的是希望我们的人才具有国际视野，虽然引起巨大反响和遇到阻力，甚至不断遭遇网络吐槽和举报，但是我们坚持了，并且短期内已经营造了促进自身发展的氛围。政策推出后一年多的时间内，申请出国学习者众多，我们经费有限，只能优中选优。与此同时，我们在已经具备海外经历的青年教师中，在院本部试点推行了优秀青年教师培养计划和助理研究组长培育计划等。通过自由申请、公开答辩，择优录取。获得这些计划支持的青年教师必须选择一位PI指导，并加入其课题组，每人获得20万的课题资助，每个人每月获得3000元的生活补助。三年后进行评估，优秀者将成为PI，组建自己领导的团队。在基础医学院的试点已经激发了青年教师的积极性，造成了无法“混日子”的局面。今年上半年，我们已经将这些计划向整个医学院推进。

在这些工作的基础上，我们还通过各种方式，努力从国内重点大学和科学

院系统吸引优秀博士进站工作，积极鼓励扩大在海外获得博士学位的人员进站工作的比例，特别是在重点学科。在校博士后规模从2007年的27人扩大到目前的102人；在发展博士后流动站规模的同时，进一步提高人才质量，完善博士后管理制度；积极吸引外籍博士来院从事博士后研究工作，把博士后作为引进人才的重要对象，把博士后流动站作为培养人才的重要基地。

“欲立潮头先言勇，敢立潮头唱大风。”建设交通大学医学院任重而道远，我们将珍惜机遇、抓住机遇、用好机遇，认清挑战、应对挑战、战胜挑战，凝聚全体教职医务员工的智慧和力量，点燃全体教职医务员工的激情与梦想，再接再厉、奋发有为，以更大决心和勇气全面推进各项事业发展，在改革创新、科学发展中成就下一个五年的辉煌。

（本文节选自2012年8月25日陈国强在上海市高校领导干部会议上的讲话录音整理稿）

教育教学的质量是医学院的生命线

教师不只是一个职业和身份，更是一种责任和使命，因为我们肩负着教书育人、传承文明的历史重任。今天，借教师节座谈的机会，我想结合医学院的实际情况谈几点想法。

第一，培养卓越医学创新人才要成为我们共同的目标和信念，要深入医学院全体师生医护员工的心中，要真正内化于心、外化于行。不久前，在上海市高校党政负责干部会议上，市委市政府已经明确提出要求，要把本科教学质量作为评价高校办学水平的关键指标。为了确保这一要求得到有效贯彻，市教委推出了“骨干教师教学激励计划”。通过努力，我们医学院成为首批四所试点高校之一。我们激励教学，并不是要放弃研究工作。在我们这样的学校，放弃研究工作是不可能培养出卓越医学人才的。一方面，我们要通过实施“高峰高原学科建设计划”进一步提升我们的学科建设和师资水平以及培养卓越医学创新人才的能力；另一方面，我们要通过实施“骨干教师教学激励计划”激励优秀的教师以满腔的热情进入课堂、进入学生的内心世界，真正实现教师的“传道、授业、解惑”的职业要求，实实在在地推进我们教学质量的提高。我认为，物质激励只是手段，让一批优秀教师从内心深处将培养卓越人才视为己任才是我们提升教学质量计划的根本目的。在过去几年中，医学院引进了不少优秀人才，为我们的科技创新作出了积极贡献。现在大家必须自觉投入教育教学，将你们的创新能力传递给我们的下一代，实现教学相长。

第二，我们要进一步强调用体制机制来改善我们的学风、教风和工作作风，为新一轮的发展提供保障。这次激励计划的实施，给我们提高教学质量、完善教育教学工作的体制机制建设提供了一个很好的机会。对医学院整个机关部处和二级学院来说，我们必须切实改进工作作风，继续加强服务意识，为我们的学生和一线教师营造更好的外部环境。今年是全面深化改革的元年。最近，我已经让院办安排到相关部门进行调研和座谈。这次调研和座谈没有主题，只是为了了解和共同探讨各部门对新时期的思考。我们的科研部门要更加注重团队建设和强调科研工作为人才培养服务；我们的教学相关部门要切实从培养卓越人才着手，总结教学改革的成效，继续推动教育教学改革，抓好教学质量监督和考评体系的建设，用客观、科学的考评标准为激励计划的实施提供有说服力的依据，为教学质量的提升提供保障；我们的人事和教务部门要更加注重教师梯队的建设与培养，特别是要为青年教师的成长提供更多的机会，对新进的青年教师，一定要进行严格的岗前培训，这是我们抓好教学质量的源头工程之一。今天，对“三十年教龄”获得者来说，你们中的很多人已经是教师团队的带头人，是骨干群体。对“九龙奖”的获得者来说，相对于更多的青年教师，你们是教学团队中的新兴骨干力量，是医学院发展的希望。我希望大家都能在各自所处的位置上发挥应有的作用，相互指导、相互帮助、相互提携，团结一致，共同把团队建设好，这是确保我们教学质量可持续发展的最重要、最根本的人才资源保障。

第三，从教师队伍的自身建设来讲，我们要坚定教师职业的理想和信念，在言传身教中立德树人。今年教师节的主题是“带头践行社会主义核心价值观”，与去年“立德树人，同心共筑中国梦”一样，两者都是对主旋律的呼应。对“人类灵魂工程师”来说，立场、信念和理想层次的要求是必然的，也是必需的。对我们医学教育来说，特别是在医德医风的教育方面，教师的身体力行显得格外重要。对医学教师来说，做好医德医风的表率和教育引导，就是对社会主义核心价值观的最好实践。我在很多场合都强调了人文教育在医学教育中的重要角色，在这方面，我们医学院有着很好的传统。我们的教师，特别是一些经验丰富的临床教师经常用自己的实际行动做表率，在潜移默化中培养医学生树立起良好的医德医风。对于这样的传统，我们要好好地继承和推广，因为以身示范的一个动作所产生的实际效果，将远远超出一堂课或一本书的理论教导效果。正如习近平总书记昨天所说的，一个人遇到好老师是人生的幸运，一个学校拥有好老师是学校的光荣，一个民族源源不断涌现出一批又一批好老师则是民族的希望。做好老师，要有理想信念，要有道德情操，要有扎实学识，要有仁爱之心。总之，我希望，我们的老师在处理教学与科研、导师与学生、团队协作等具体关系和问题时，能够更充分地体现“学高为师，身正为范”的精神。

老师们，教育教学的质量是大学的生命线，教书育人是教师的天职。作为一名教师是光荣的，因为我们是知识的创造者和传递者，是思想的继承者，是道德的表率者，是文明的传承者，令人尊敬，值得骄傲。教学容易，教育不易，且教且珍惜。

（本文节选自2014年9月10日陈国强在上海交通大学医学院庆祝第30届教师节座谈会上的讲话录音整理稿）

行循自然，创新发展，推动新时代医学人才培养

健康是人民群众最关心、最现实、最直接、最基本的利益之所在，也是民族昌盛和国家富强的重要标志。医疗卫生事业关乎健康，也与社会稳定、经济发展和国家安全密不可分。规划得当、认真实施的医学教育是综合性健康服务的基础，更是医疗卫生事业发展的重要基石。与此同时，医学科技正在并将继续取得快速发展。可以预见，在全球工业革命 4.0 和生命科学革命 3.0 的背景下，医学将借助更开阔的资源，实现速度更快、规模更广、层次更深的医疗智能化发展。与此同时，经济社会的发展和人民生活水平的日益提高也不可避免地推高了人民群众对健康和医疗的期望。医学科学实现从单纯的疾病诊治到维护与促进健康的更高目标的战略转移是时代的必然选择，而医学诊疗模式也正在不断发生变革。这些变革势必催生医学教育的实质性转变。于是，“新医科”的理念呼之欲出。

新医科的“新”并非推陈出新的新，而是创新的新。建设健康中国，全方位全周期保障人民健康，医学教育必须创新求发展；顺应奔腾而至的科技革命和产业变革，医学教育也必须创新谋发展。但是，医学教育如何把握医学发展规律，行循自然，准确识变、科学应变、主动求变，与时俱进地适应和创新医疗事业的发展，满足人们对美好生活的健康需求，是所有高等医学教育工作者共同面临的挑战。坚持问题导向和结果导向，注重战略思维，本着“立足当前，放眼长远，该坚持的坚持，该完善的完善，该建立的建立，该落实的落实”的精神，踏踏实实、真抓实干地改革和完善新时代医学教育改革与实践路径，是医学教育发展的必由之路。

新冠疫情以来，笔者受邀在《人民日报》《光明日报》等媒体和《中国科学院院刊》《国家科学评论》等刊物就医学教育与医学文化等发表了一些文章。尽管医学教育在战略地位、体制机制、办学自主权、学制等方面仍存在一些问题，医学院校的改革和发展不平衡不充分，医学教育质量参差不齐，但本文无意讨论这些问题，而是拟重点结合上海交通大学医学院的医学教育实践，就持续深

化医学教育本身的改革、服务健康中国战略做些不成熟的思考。

塑造医德之魂永远不变，但方式方法需要应变

医学是直面生命的学科。生命需要温度，医学需要情怀。自古以来，“厚德而后为医”是医学永远不变的旋律。明朝裴一中在《言医》的序中说：“学不贯今古，识不通天人，才不近仙，心不近佛者，宁耕田织布取衣食耳，断不可作医以误世。”当代著名医学家裘法祖先生也说过：“德不近佛者不可以为医。”总之，塑造医德之魂理应成为医学教育的第一要义。

医学教育，德育为先。但是，现在我们面对的多是独生子女，他们从小接触的教育，无论是家庭教育还是基础教育抑或是社会教育，都已经发生改变。他们成长在思想解放、改革开放的年代，也感受到医疗环境、医患关系的变化；他们思想活跃，个性鲜明，自我意识强，多数敢于担当、富于创造。于此之下，“厚德”绝非空洞乏力的口号就可喊成。在新形势下，作为医学教育工作者，首先要学会研究青年、了解青年，在此基础上，求真求实，顺势而为，积极引导。交医始终倡导并期待学生能够成就智慧、完善人格，具备在仁爱诚信、家国情怀的大格局中成就自我的能力，成为有灵魂的卓越医学创新人才，并为此采取了一系列举措。交医认为，人不率则不从，身不先则不信，要求学生做到的，作为校长、附属医院院长和老师首先必须做到。最好的人文教育和立德树人、铸魂育人方式恰恰就是教学工作者的言传身教。笔者自2010年担任医学院院长伊始，率先担任班导师并倡导本科生“班导师工作制”。随后，又有200余位名师名家名医担任班导师。如此，他们能了解青年学生所思所想所惑，直接全程参与医学生人格养成和创新能力培养。师道传承，青蓝同心，他们的现身说法、言传身教，无疑发挥着直接的激励与导向作用，在思想政治、专业导航、科研启发、创新激励上为学生开启了新的视野，并不断散发着科学精神与人文精神的光辉。班导师与学生辅导员实现“双师联动”，在润物细无声中合力育人，并以多种形式构建“读、说、演、学、行”的医学文化育人模式，在潜移默化中追求价值引领；充分发掘专业课程中蕴含的思政教育资源，发挥专业教师的育

人主体作用，推动名医大家上讲台、下临床、带实验、授技能，将课程思政和专业思政贯穿于有灵魂的卓越医学创新人才培养全过程，培养学生珍爱生命、大医精诚的救死扶伤精神；引导医学青年开展广泛的社会实践活动，将广阔的社会环境作为“第二课堂”，充分了解国情社情、丰富知识、开阔眼界、增强研究创新能力、培养自身责任感及使命感，达到“德才统一”“专博结合”“知行合一”，不断强化实践育人、医教协同，构建“大教育”格局等。

博学而后成医永远不变，但教学理念和路径需要应变

无论医学怎么发展，生命医学知识教育永远是医学教育之基。我们过去强调而现在正在有意无意地忽视的“三基”（医学基本知识、基本技能、基本理论）的学习和训练依然应该成为医学教育的核心，正所谓“基础不牢，地动山摇”。但是，传统的通识教育、基础医学教育和临床医学教育的“三段式”教育模式需要适应新时代，切实予以改变。

在过去的十多年中，交医始终努力贯彻“将一批今天优秀、极具创新潜质的学生和不断超越自己、极具创新思维的优秀老师合在一起，相互激励，共同超越，使我们的学生更加优秀，使我们的老师更加卓越，产生使学生和老师都终身受益的创新能力和智慧”的教育教学理念，不断夯实医教协同机制，大力推动基础医学与临床医学知识体系整合，建立了十余门器官系统整合课程，以学生为中心，积极开展基于问题，基于临床案例，基于科技创新、思维创新的教学方法改革，大力打破“三段式”传统医学教育模式，推动基础教师、临床医生与科研人员师资队伍整合，实施以“团队牵引、首席负责、全程激励、制度保障”为核心的教师教学激励计划，引导校、院教师积极投身教学，同堂授课，共同参与学生培养；大力推动学校、附属医院和社会实践基地的教育教学资源整合，形成目标明确、层次分明、系统性的实践教学的体系，通过建立课程化、基于探究导向的学习及模拟实训，强化创新实践技能、锻炼临床思维及培养临床技能。落实接触临床前移、医学问题前移、科研训练前移的“三前移”措施，以及人文通识教育与医学教育结合、临床与基础医学教育结合、科研训练与医学实践结合的“三结合”原则，保持基础医学教育不“断线”，临床医学教育不“断线”，职业态度与人文教育不“断线”，科研训练与创新能力培养不“断线”。

我国传统的医学教育由于入学录取方式、学业年限、专业设置等限制，造成医学生专业背景、知识结构单一，创新能力不足。在新时代，培养能够适应新技术革命、运用交叉学科知识解决医学领域前沿问题的高层次复合型医学创新人才既是时代赋予的使命，也是医学创新发展的必然。基于此，医学院依托校部“致远荣誉”计划平台及工科学科优势、医学院附属医院优势学科，组建跨学科教学团队，在临床医学专业的部分学生中规划和开设了“大数据分析”“医用机器人技术”等医工、医理交叉课程20余门，旨在进一步挖掘多学科、多领域交叉的潜力，通过革命性的医学课程设置改革培养复合型医学人才，使学生原来的专业背景得到延续、专业技能得到应用、专业知识的学习和医学知识的学习交叉融合。

但是，我们必须看到，学生需要学习的课程越来越多，每门课程的教材越来越厚，以考试为导向的学习难有改变。在这种情况下，学生似乎不堪重负。如何改革现有课程体系、从顶层设计医学本科阶段课堂教学内容和自主自学内容，摒弃应试教育，完善考试方式，充分调动学生自主学习的积极性，掌握学习和思维方法，着力培养学生系统思维、综合思维、逻辑思维、临床循证、批判思维、辩证思维能力，使学生通过几年的学习养成自主学习能力，无师亦能自通，应该成为医学教育的基本出发点。

立足国情永远不变，但国际视野和全球健康理念需要拓展

“认识世界发展大势，跟上时代潮流，是一个极为重要并且常做常新的课题。中国要发展，必须顺应世界发展潮流。”无论世界怎么变化，在经济全球化的背景下，医疗服务领域的开放程度正在迅速加大、全球化速度正在迅速加快，医务人员的跨国界、跨地区流动是大势所趋。医学教育同样无法回避全球化这个主流，因为这关系人类卫生健康共同体的构建、全球医疗卫生人才的流动、医学教育的全球标准、医疗卫生专业之间的学术交流等多方面的问题。2019年，

教育部临床医学专业认证工作委员会高标准通过世界医学教育联合会（World Federation for Medical Education，WFME）机构认定，意味着 WFME 对中国临床医学专业认证工作的全面认可，加速推动了我国医学教育国际化进程，具有重要里程碑意义。其间，交医有幸接受 WFME 国际专家全程观摩，并得到高度评价。

交医的前身上海第二医学院源自三所外国人创办的医学院，可以说，交医因国际合作而生。长期以来，尤其是改革开放以来，我们不断全面深化国际化办学内涵，为拓展医学教育的国际视野作出了有益的探索。例如，自 20 世纪 70 年代起，医学院即招收临床医学专业法语班学员，80 年代正式招收六年制本科法文班学生，1998 年起开展中法政府交流项目，与法国医学院校组织联合培养，开设临床医学专业法语班，并于 2019 年正式成立中法联合医学院，每年由法方派遣教授来校参与教学。学生完成规定的学业后，经考核合格者被选送赴法国的医院作为实习住院医师培训一年，由法国医学院校授予专业培训证书。1999 年以来，有 260 名学生考取法国住院医师资格，100 名青年医生获得法国进修奖学金，250 名学生在法接受法语强化培训，38 名学生同时获得法方生命科学硕士学位。同一时期，法国派出实习和见习医生 200 名，短期授课教授 250 人。双方教师、学生的交流规模超过 1100 人次。

2014 年，交医又开始与加拿大渥太华大学合作建设中加联合医学院，开设临床医学英语班，打造医教研一体化的国际合作平台。与此同时，我们与 25 个国家和地区的 70 所高水平大学及科研机构开展广泛合作，建立 47 个海外游学（短期）项目，其中有 26 个临床见习 / 实习项目、15 个课程项目、6 个实验室见习项目。每年本科生游学比例在 51% 以上。

在开展国际合作交流的同时，2019 年 6 月，医学院和国家热带病研究中心携手成立全球健康学院，并开设全球健康课程，借此开拓临床医学专业学生全球健康视野，深化全球健康理念。

探索以医学为核心的多学科复合型创新人才培养实践

早在 2002 年，在原上海第二医科大学时期，我们就开始前瞻性地率先探索临床医学专业“4+4”的培养模式，即从高水平综合性大学具有推荐免试资格的优秀非医学相关专业选拔应届本科毕业生。他们在开学前完成指定的医学预科课程的线上学习后，再学习四年临床医学，可获得临床医学博士专业学位。该专业每年招生25人左右，旨在培养具备丰富的自然科学和人文社会科学知识、扎实的临床医学基础、医学创新意识和创新能力，综合素质高，具备医工、医理和医文等多学科交叉能力的高级复合型卓越医学创新人才。

该专业在提供学习基础和临床医学知识的同时，还进一步结合上海交通大学在生物材料、人工智能及转化医学等领域的学科优势，开设“生物材料学”“大数据分析”“医学成像技术及应用”和“医用机器人技术”等医工交叉课程，由医学院和校本部理工科学院教师合作开展教学。在科研能力培养方面，进一步推进以学科、专业协同融合为重点的创新训练活动，在“4+4”学生创新训练计划中设立“医+X交叉学科项目”，遵循“兴趣驱动、自主实践、重在过程”原则，为培养厚基础、强实践，具有广博知识结构、交叉学科视野、“整体健康”观念与“人类健康命运共同体”意识的高层次、复合型卓越医学创新人才作出新的探索。

至今，“4+4”临床医学专业已连续招生十八年。实践表明，这批学生不仅优秀，还对医学充满兴趣。但是，在目前甚至更长的时间内，我国“4+4”模式培养的复合型医学创新人才在医疗实践中容易被边缘化，因为从实用主义的角度看，他们的临床医学岗位胜任力并不强于单纯的五年制临床医学专业毕业生。但是，科研创新能力是推动医学科学持续发展、促进人类生命质量提高的强有力支撑，也是高等院校、附属医院、医学科研机构在新时代发展的强劲动力。只有健全制度保障，保持定力，改善创新文化和创新环境，加强毕业后的继续教育，这些复合型医学创新人才才有望成为未来医学创新的生力军。因此，在高水平综合大学医学院试点多学科交叉的复合型医学创新人才很有必要。这既可以是理工科等专业的学生毕业后学习医学（X+医学），也可以是医学专业的学生毕业后学习理工科（医学+X）。但是，培养复合型医学创新人才不宜在本科阶段开设所谓的医学交叉学科专业，更不宜在“新医科”的旗帜下，在没有任何医学基础的学校创建一些针对医学理念的专业，如转化医学、智能医学、精准医学、数字医学等，作为本科专业招生。对此，需要保持警醒。如何在医学本科阶段，让少数学有余力的学生根据自己的兴趣，以第二学位的方式学习其他专业课程、培养交叉学科思维，如何发挥多学科交叉的优势，成就具有多学科理论知识与实践应用能力的医学交叉学科研究生教育，是值得医学教育者深思的问题。为此，我们必须在高水平大学及其医学院校创新招生方式，完善师资共享机制，开拓深化课程改革，并建立以多学科交叉为主的教学科研创新团队，为复合型创新人才的成长提供坚实保障。

总之，医学教育之路道阻且长，需要我们医学教育人在不断校正方向的过程中不懈付出、经久坚持、奋力前行。改革和完善医学教育的总体目标应该是培养这样的医学人才：适应我国经济社会发展需要，具备崇高的思想品德和社会责任感，高尚的职业道德，良好的身心素质、伦理行为与法律意识；具备自然科学、人文社会科学、医学等学科的广博基础知识，并能用于指导终身学习和医学实践；具备扎实的临床综合思维，诊治、研究能力和较强的预防保健能力；具备良好的组织能力、中外文沟通能力与信息获取、管理、应用能力；具备国际视野、团队协作精神与多种发展潜能等。

（本文系陈国强 2020 年 4 月 5—10 日在海口随笔）

如何培养医学生的岗位胜任力

医学教育肩负着培养医学人才、维护和促进人类健康的重要使命。过去一个世纪以来，世界医学教育经历了多次改革。1910年发表的《弗莱克斯纳报告》将当代科学融入医学课程中，开启了医学教育改革之门。20世纪中期出现的以问题为基础的医学教学创新被认为是第二代医学教育改革，大大地推动了医学教育的进步，为20世纪人均寿命增加一倍作出了重要贡献。进入21世纪以来，医学教育面临新挑战。世界医学教育联合会（WFME）于2003年颁布了赢得国际社会广泛认可的《本科医学教育全球标准》，并于2013年修订。2010年，21世纪医学教育专家委员会以“新世纪医学卫生人才培养：在相互依存的世界为加强卫生系统而改革医学教育”为题，发表《21世纪医学教育展望报告》，启动了新一代全球医学教育改革。该报告强调岗位胜任力，提出以卫生系统为基础，使“所有国家的医学卫生人才都必须接受如何运用知识进行批判性思维的培训和职业道德培训，使自己成为全球团队中的一员，能立足本地工作，胜任以患者和人群健康为中心的卫生系统工作”。

我国医学教育与世界同步伐，与国情相适应，开展了一系列卓有成效的改革。但是，我们必须看到，我国医学教育改革发展不平衡、不充分的问题依然突出，现存课程设置呈现出条块分割、各行其是等弊端，以灌输知识和技能为目的、以考试为导向的“记忆式学习”还有待改变；以培养社会价值观和职业素养为目的的“形成式学习”，尤其是着重于从死记硬背式学习转化为整合信息用于决策，从为专业文凭而学习转化为为获取核心能力而学习，从不加批判地接受现有教育转化为借鉴全球经验、致力于针对本地需求的创新为目的的“转化式学习”体系难以形成。于是，培养出来的医学卫生人才往往狭隘地专注于技术而缺乏全面思维，毕业甚至是在完成住院医生规培后，岗位胜任力依然难以与患者和人群需求相匹配。

在过去相当长的时间里，尤其是原上海第二医科大学与上海交通大学合并以来，上海交通大学始终尊重医学教育规律，保持医学教育的整体性和完整性，赋予上海交通大学医学院办学自主权，夯实医教协同之基，不断推动以“整合课程深化知识探究、综合实践推动能力建设、价值引领强化灵魂塑造、医学人文助力人格养成”为核心的医学教育改革和发展。我们始终坚持“早临床”，安排一年级学生在附属医院进行医患沟通、门诊观摩、教学查房、病例讨论以及病史采集等临床实践教学活动，设置参与式、体验式早期临床课程，进行“床边教学”和“模拟教学”，同时附属医院安排医德医风教育、院史介绍、医疗法规等与临床课程相关的思政和法规等特色教学活动。安排二年级学生在暑期进行社会实践，进入医院就临床相关问题进行探索和研究，强调实践和临床思维的培训。通过早临床多实践，以期让学生对医疗、社区等有各方面的初步认识，提高其学习积极性及专业自豪感，激发其专业学习兴趣，培养学生主动获取临床知识和技能的意识。在“早临床”的基础上，进一步构建人文社会科学知识与医学知识、基础医学与临床医学知识、个体疾病诊治与社会群体健康维护、理论知识与临床实践相结合的全程教学体系，不断夯实多临床、反复临床的实践教育模式。在完整的临床实习前和实习过程中，医学院通过进阶整合式临床技能培训课程，集合资深教师、整合各教研室的资源特色，将“临床胜任力”中的“思维、沟通、应用”等非技术性技能作为主要内容，在课程实施过程中，遵循“系统学习”“反思性实践”“刻意练习”等教育学原理，熟练运用高科技教学手段，采用“形成性评价”方法，引导医学生不断反思，解决传统课程重“技术点”轻“应用面”的问题，使其临床实践能力得到系统性培养，实现临床胜任力的整体提升。

诚然，现代医学不再是“头痛医头、脚痛医脚”，而更加注重多学科的融合，全方位、立体化、多视角地进行生命全周期和疾病全过程的研究，以及重大疾病的个性发病机制和共性发病机制的研究。同时，随着经济、社会和科技的不断发展，人民生活水平和健康素养的提高，经济、社会和自然环境，人口结构，疾病构成，医学模式，健康概念和卫生需求都在发生历史性的变化。医学科技正在向速度更快、规模更广、层次更深的医疗智能化快速发展，医学教育也不断面临创新和挑战。为此，我国医学教育亟须推动新一轮改革，以适应健康中国建设的需要。

从医学人才需要具备的知识结构来看，在临床医学教育过程中布局全球健康、公共卫生、医学史学和医学法律法规培养计划显得非常重要。要拓宽医学生的公共卫生知识和全球化视野，增强医学生公共卫生实践能力的培养，推动医学与人文社会科学在医学人才培养中的融合，提升医学生的大局观和应对复杂问题的处理能力，为全球应对新发、再发公共卫生事件储备人才与技术。

从医学人才需要具备的专业素质来看，加强医学生的人文素质和职业精神教育是我们将来面对众多社会医疗难题的破解之策。从医学人文的角度出发研究社会转型而产生的医学难题和医疗服务纷争，对我国的医疗卫生事业改革以及和谐社会建设都具有重要意义。同时，医学生的职业素养的提高，也能提升其个人价值观、服务理念以及社会责任感。

从医学人才需要具备的时代适应性来看，强化全球协同创新与交流，培养适应新技术革命、能运用交叉学科知识解决医学领域前沿问题的高层次复合型医学创新人才是强化医学生培养的新内涵。要促进学生形成以医学为核心的，与理化、工程、信息、人文等多学科交叉的“医 +X”新医科知识体系，重点培养学生逻辑思维、批判性思维和系统性思维。

从创新医学人才实践教育评估体系来看，推广迷你临床演练评估（the mini-dinical evaluation exercise，Mini-CEX）、操作技能直接观察法（direct observation of procedural skills DOPS）等临床阶段高水平形成性评价的运用，能促进学生的知识探究和临床实践等专业能力；引入跨专业教育（interprofessional education，IPE），能促进临床医学专业与其他专业学生的相互学习，培养合作能力和提高服务质量；引入置信职业行为（entrustable professional activities，EPAs），能让上级医师在明确的教学目标和评估框架内，观察和确定医学生或住院医师在临床工作中的权责，最大限度地提高学生学习能力。

总之，医学教育的改革与创新永远在路上，全社会和医学教育人的不懈追求和探索，方有利于医学教育的与时俱进和科学发展，有利于学生岗位胜任力的培养和提升，有利于提高和维护人类健康水平，有利于推动构建人类健康卫生命运共同体。

（本文发表于《健康报》2020 年 9 月 28 日第 5 版）

基础医学呼唤拔尖人才

全球疫情蔓延之际，中国高效应对疫情的努力有目共睹，这让医生这个职业备受尊敬，让医学这个学科备受重视，我们迎来了一个医学发展的阳春季节。而现代医学的进步，从来离不开基础医学的进步和基础医学人才培养的踔厉奋发。

当此之际，要走好基础学科人才自主培养之路，必须坚持面向世界科技前沿、面向经济主战场、面向国家重大需求、面向人民生命健康，全面贯彻党的教育方针，落实立德树人根本任务，遵循教育规律，加快建设高质量基础学科人才培养体系。就基础医学人才培养而言，如何做到“四个面向”，特别是“面向人民生命健康”，是这个时代——挑战倍增、疫情造成的不确定性倍增的时代——给我们医学教育界提出的重大课题。

临床医学的发展，根本上源自基础医学对生命和疾病现象的本质及规律的认识——需要敢于冲击重大医学科学难题的人才

现代医学是包含基础医学、临床医学、预防医学等众多学科在内的独特而严密的完整体系。20 世纪以来，临床医学实现跨越式发展，我们有望进入可以诱导干细胞定向发育、实现异种器官移植、改变人类生育方式乃至编辑自身基因的时代。实践表明，临床医学等学科的发展，根本上源自基础医学对生命和疾病现象的本质及规律的认识。

基础研究是科技创新的源头。医学的基础研究，既是研发创新药物和疫苗等治疗手段的基础和方向，也是疾病诊断和预防手段发展的基石。新中国成立尤其是改革开放以来，我国医疗卫生事业取得了长足发展和进步，为提升人民健康水平和预期寿命作出了重要贡献。

但我们也必须看到，我国大多数创新药物和医疗器械仍源自国外。我国基础医学研究领域缺乏一批敢于冲击重大医学科学难题，特别是在“无人区”“探险”的人才。跟踪模仿有余，原始创新不足，使得“提出真问题，解决真问题，

真解决问题”的原始创新性基础研究的产出质量还有很大进步空间。

从根子上看，原因是基础理论研究跟不上。源头和底层的东西没有搞清楚，又谈何尖端创新？在选拔、培养、评价、使用、保障等方面进行体系化、链条式设计，大力培养造就一大批国家创新发展急需的基础研究人才，这是近年来国家倡导的。而对于国家生物医药产业高质量发展所急需的基础医学研究人才，也要下大功夫设计一个体系化、链条式的培养制度，如此，方可期其担当重任。

相对于临床医学专业来说，愿意选择基础医学专业的优秀学生依然有限——自主遴选、长线培养，让青年才俊脱颖而出

十年树木，百年树人。人才培养，尤其是拔尖人才的培养，必须拥有“功成不必在我，功成必定有我”的思想境界。但遗憾的是，相对于临床医学专业来说，愿意选择基础医学专业的优秀学生依然有限。毕业于临床医学专业而选择基础医学研究和教学的青年才俊，更是凤毛麟角。基于此，我国一些医学院校专门设置了基础医学专业。自 2018 年以来，少数高校基础医学专业被纳入教育部实施的“基础学科拔尖人才培养计划 2.0”。然而，为了取得实效，我们仍需付出极大努力。

种子不好，丰收难保。要培养出优秀的基础医学人才，需要遵循教育规律和人才成长规律，建立以信任为基础的体制机制，赋权拔尖人才培养基地自主发现和遴选优秀学生，让那些真正勇于挑战自我、对探索医学奥秘和攻克医学难题充满志趣的人脱颖而出。

办学主体也要以高度的责任感和使命感，在校内外选拔一批德才兼备、造诣深厚，具有家国情怀和国际视野，饱含创新精神和育人情怀，淡泊名利、追求卓越的优秀教师加盟。教学相长，让学生在耳濡目染中激发学术兴趣和创新潜力，采取科学有效的措施，激励完成本科学习的拔尖学生直接在优秀导师的指导下硕博连读或攻读直博研究生，甚至直接招收八年制博士研究生，并长期跟踪培养、用好人才，在政策和资金层面为从事基础医学研究的科技工作者提供长期稳定的支持，形成可持续的、厚积薄发的基础医学人才培育机制，超前布局前沿技术和颠覆性技术，让中国基础医学拥有更强大的自主性和创新性。

医学最大的特点在其不确定性，怀疑和批判永远是医学的生命——改进学风是基础医学人才培养的当务之急

对于从事基础医学研究的人来说，学风是学术的生命，没有良好的学风，不可能造就一流的拔尖人才，也不可能做出高水平研究成果。浮躁和功利是基础医学人才培养的严峻挑战。

如果一个时代、一个社会，科学家都注重追求名利地位，还怎能让下一代开启求真、求实、求美的科学旅程？因此，在创新人才培养实践中，求真、求实的学风要成为植根于师生内心的修养和无须提醒的自觉，鼓励自由畅想、大胆假设、认真求证。做学问更要耐得住寂寞、挡得住诱惑，“板凳要坐十年冷”，“快餐时代”心静者胜出。

为此，我们需要努力营造“求静”氛围。在此基础上，改革以灌输知识和技能为目的、以考试为导向的“记忆式学习”，努力让学生学会获取和创造知识、运用和驾驭知识，善于将各种信息归纳整合，拥有独立见解，不断开拓创新；学会人际交流和团队合作，做一个道德高尚、人格健全并有深厚人文底蕴的人。

医学是人学。要开拓医学研究新领域，攻克医学技术新难关，寻求维护人类健康和防治疾病的最佳途径和方法，需要培养“博学之，审问之，慎思之，明辨之，笃行之”的基础医学人才，需要政策保障和经费的持续有效投入。

当下有种错误倾向，综合性高校普遍将医学院看作一般的二级学院，基础医学更是缺乏话语权。如何统筹理工学科和人文学科等各类学科资源，助力基础医学学科人才培养？如何为了可持续佑护人民健康，在培养经费、研究生指标、科研训练和创新实践、学术交流和社会实践活动等方面，给予基础医学大力支持？这是摆在我们面前的必须正视并深入思考的问题。国家对基础学科人才培养的高度重视，是我们迎接挑战、科学布局的底气和推动力。我们期待，在不远的将来，基础医学领域能人才辈出，灿若星河。

（本文发表于《光明日报》2022 年 4 月 30 日第 7 版）

医学教育与科学文化刍议

新冠疫情暴发以来，14 亿中国人民守望相助，凝聚起中华民族生生不息的磅礴力量，取得疫情防控战的重大战略性成果。在这场没有硝烟的战争中，4.26 万医务工作者在国人感动和敬仰的目光下，闻召而动，义无反顾地“逆行”，以生命守护生命，凸显了敬佑生命、救死扶伤、甘于奉献、大爱无疆的医者情怀，书写了无数可歌可泣的英勇故事。其间，我作为上海交通大学医学院院长亲历了不少过程。1 月 24 日除夕夜，我在我们附属的瑞金医院送行第一批赴武汉的两位重症科医护人员。在当时的条件下，可以说这次“逆行”是一场难以预料的生死考验，也是一次难以想象的生理和心理的双重考验。但是，令我终生难以忘却的是，护士沈虹在当天值班回到家后不到 6 个小时，就整理行李返回医院，准备驰援武汉。当时，面对媒体，她说：“2006 年入学的时候老师就说过，选择了医学，就选择了奉献。面对疫情，大家都会害怕，没有绝对的英雄，医生也是平凡人。”那刻，我有点哽咽，既为他们担心，也被他们感动。在整个驰援武汉的过程中，交大医学院送去了 569 位医务人员。其间，还有许许多多令我感动的故事。

在感动之时，我也有不少忧愁。比如说，除夕夜里，为我们首批驰援武汉的医护人员送行后，我收到一位正在实习中的医学生的来信。来信不是向我请战援鄂，而是告诉我应该让学生撤离实习，因为太危险了。次日，也就是大年初一，我准备让负责学生工作的副院长去医院找学生座谈，可当晚，那位学生以整个班级的名义再次给我来信，大致内容是：他们首先是医学院学生，不是医生。在“停课不停学”的精神下，出于保护学生安全的考虑，学校应暂停他们的实习。坦诚地说，收到这封邮件时，我感到心酸和忧虑，难道我们在培养精致的利己主义者？什么是医学学科的特殊性？在大疫前面，其他专业的学生可以“停课不停学”，但是对于高年级医学生来说，这正是得到良好锻炼的时候，理应勇于面对，勇于担当，怎么可以退却而错失良机呢？这个时候也正是立德树人最好的时候，更是检视立德树人效果的一次大考。强者的内心，不关心奉承，不排斥质疑，而是在试错中成长，在反思中进步。如果只是感动而不反思，能避免更悲壮的下一次吗？

2 月 16 日，我们以《爱医学，即刻就是最好的时刻！》为题，在学校官微上发表了致高三学子的一封信，指出：如果你曾立志治病救人，守护健康，请相信自己的选择，不要因病毒的肆虐而退却。如果你曾立志博极医源，泽被天下，请相信自己的选择，不要因暂时的困难而畏缩。“夫有济于民生，则人之所重莫大乎生死。可以拯人之生死，虽韦布之士亦力能为者，则莫若乎医。故良医处世，不矜名，不计利，此其立德也。挽回造化，立起沉疴，此其立功也。阐发蕴奥，聿著方书，此其立言也。一艺而三善咸备，医道之有关于世，岂不重且大耶？”我们殷切地希望你们能不忘初心，摒弃杂音，坚定心中那份对医学的执着！

医学不像其他学科，可以通过定律进行公式推导演算。同一种疾病在不同人身上会有不同的表现，每一个病例都是一个研究课题，因此在病人面前，我们永远要当小学生，如临深渊，如履薄冰。理工科面对的可能是钢铁水泥，而我们面对的是生命。在整个思考医学教育的过程中，我并没有直接提及“医学文化”这个命题，但实际上，我无论从宏观还是从微观的思考都涉及这个命题，并且觉得这个命题太重要了。文化是更基本、更深沉、更持久的力量。什么是文化？我认同著名作家梁晓声先生对文化的解释：文化是根植于内心的修养，无须提醒的自觉，以约束为前提的自由，为别人着想的善良。讲到这里的时候，我想起了我们的先贤张仲景。他生活的那个年代，疫情是非常多的。在东汉末年，一个 200 多号人的大家族，三分之二的人死于瘟疫。面对这种局面，他痛下决心潜心研究伤寒症诊治，通过几十年含辛茹苦的努力，写下《伤寒杂病论》这部不朽之作。让我们记忆深刻的是那句话：“进则救世，退则救民，不能为良相，亦当为良医。”这可能是对医者心怀天下的最早论述。

其实，在疫情之前有一位学生给我发来一封邮件。他说，2007 年，《人民日报》人才周刊整版有一篇写我的文章，当时我说，现在社会上浮躁与功利的气氛迟早会过去，十年、二十年后应该也必须回归科学本位。他问我：“现在过去了 12 年，老师你认为功利和浮躁回到科学本位了吗？”说实话，我只能告诉他，我不是预言家，至少回归科学本位一直是我的理想。我回复他："与其贩卖金钱，不如贩卖希望。"他又问："希望在哪里？"我说："希望在当年这篇文章的题目里，那就是'梦想、激情、原创'。如果一个国家和民族没有梦想，没有激情，知识群体没有知识创造力，如何崛起？如果知识群体没有知识想象力，如何创造知识？"

在去年的毕业典礼上，我讲过，医学不自觉地进入了物化、机械化的时代，但不管技术变化如何炫目，万变不离其宗，医者之一生，乃为他人非为自己，不思安逸，不顾名利，唯舍己救人而已。这应该成为医学的文化。早在2012年的毕业典礼上，我就向医学生们呼唤过：当你珍惜自己的过去，满足自己的现在，乐观于自己的未来时，你就站在了生活最高处。当你内心明白成功不会麻醉你，失败不会击垮你，平淡不会淹没你，你就站在了生命最高处。当你永远充满希望，看重自身的责任而不是权力，关切他人的不幸而专注于拯救和安慰时，你就站在了精神的最高处！这三个"最高处"本身就是我心目中的医学文化。

其实，在我心目中，医学和科学文化能够反映医学和科学人的人生观，是医学人在医疗、科研和教学活动中的生活形式和态度，更能够体现医学和科学人的精气神，凝聚人类对求真的共同信念和求善的共同意愿。科学文化也好，医学文化也罢，实质上就是求真、求善、求美。如果一个时代、一个社会，科学家都讲假话、空话、套话，你还怎么样让下一代有科学精神？这是最值得去回答的问题。科学精神一定是求真的认识观、求善的价值观、求美的艺术观的有机结合。怀疑和批判是医学的生命，如果某个人得了病，某个权威诊断后，其他人不能去怀疑、不能去批判，这人也可能会被权威诊死的。何况医学哪有这么多权威，更何况现在医学学科越分越细，而生命是一个整体。怀疑和批判也是医学发展的内在动力，求真务实、宽容与开放是医学精神的内核。对医学不能宽容，医患关系一定紧张，医学的最大特点之一就是它的不确定性。但是如果把真善美变成功名利，不求真而求功，不求善而求名，不求美而求利，这就很可怕了。

科技创新是九死一生的活。医闹等各种社会现象和我们的医学文化、科学文化、社会理性是不是有关系？我也在2018年的毕业典礼上说过我的忧虑，被网民说成“强叔忧虑说”。当时，我忧虑，优秀的你们是否心中唯有自我，甚至唯我独尊。如果这样，很难想象未来的医生会是什么样。我也忧虑过聪明的你们会不会在“刷存在感”中失去独立、丧失自我。有的人想“C位出道”，总想“刷存在感”，正面不行就搞点负面舆情。我更忧虑任性的你们能否在漫漫行医路中坚守前行，还忧虑强大的你们能否在前行的路上做到表里如一。我们不能嘴巴上讲一套，心里想一套。如果做领导或者老师的也是如此，怎么去立德树人，怎么教育下一代做一个纯粹的有益于社会的人呀！表里如一极其重要。我公开说，现在做校长的，必须心里想什么就讲什么，必须表里如一，这是一个学校立德树人的基本点。我对自身的要求之一就是做医学生的典范，表里如一，讲真话，干真事，求实效，培养出的下一代比校长更好，这是校长的职责。

姿态决定心态，心态决定生态。如果没有一个好的姿态，心态就坏掉了。如果我们学习和工作的姿态源自求名，做研究的目的就是获得“杰青”“长江”称号、报院士，心态一定不会很好，一定压力很大。20世纪80年代，我们读书的时候，自发地认为要为中华崛起而读书，这是发自内心深处的。有了这种姿态，心态也就不错啦。心态不好了，生态也不会好到哪里去，所以会出现各种学术不端行为。如果心乱了，一切就都乱了。科学生态建设刻不容缓。科学生态建设绝不是下几个文件就可以重建的。科学文化一定要从圈子文化走向社会文化，从自我发育转向主动培育，从知识补给转向能力提升。

今天是信息爆炸的时代。我越来越觉得今天的教育不仅仅是传递知识，还应该给下一代灌输科学精神和人文情怀。最近，我以长三角医学教育联盟为载体，带头在线上上第一课，这门课就叫“与你讲科学”，讲科学研究实例，而不是讲空话套话，让他们感觉到做科学是苦但也快乐的，科学精神的实质就是实事求是。这个课程，每个礼拜一场，每场都有近20万人听。这让我很感动，更说明今天的青年人渴望追求科学精神，回归科学本位。

（本文节选自2020年6月3日陈国强在第二届中国科学文化论坛“抗疫与科学文化建设”上的演讲报告）

博学而后成医，厚德而后为医

前两个月，纪录片《人间世》第二季第九集《浪潮》以我在上海交通大学医学院2018年毕业典礼上的关于“忧虑”的一段讲话的镜头为开端，讲述了一位“小”医生和一位“大”医生的故事。小医生在现实工作中磕磕碰碰，头破血流，大医生虽然已经成为别人眼中的名医，但也坦陈自己一路坎坷，片中他说：“我发现能做好医护这种职业的往往并非最聪明的学生，而是那些不特别聪明，但能始终不停在跑道奔跑的选手。”的确，无论是刚刚迈入医学院校的新生，还是行将踏上临床一线的“准医生”，甚至是今天的“大医生”，都曾对今后的行医生涯有过憧憬，有过迷茫，甚至有过动摇，我也为此不止一次收到来信和邮件。作为一名医学教育工作者，一名有着30多年教龄的老教师，我经常会问自己：我们究竟要培养怎样的医学生，造就什么样的医生？

要回答这个问题，我想应该首先明白何谓医道。孙思邈在《大医精诚》中提到，医道乃“至精至微之事”，习医之人必须“博极医源，精勤不倦”，即为“精”；要求医者要有高尚的品德修养，以“见彼苦恼，若己有之”这种感同身受的心，策发“大慈恻隐之心”，进而发愿立誓“普救含灵之苦”，且不得“自逞俊快，邀射名誉”“恃己所长，经略财物”，此为“诚”。我一直倡导并期待我们医学院的学生能够成就智慧，完善人格，成为有灵魂的卓越医学创新人才。这应该是，也必须是我们医学教育的核心使命。

医生的温度一定离不开医学人文素养的教育，但我常常听到临床教师在私底下抱怨：“如今的临床工作已经忙得喘不过气了，哪里还有工夫顾得上人文教育、思政教育？”我想大概是这些教师误解或是狭隘理解了人文教育的内涵。其实人文医学的内容范围很广，除了救死扶伤、关爱患者之外，诸如卫生相关法律法规、医学哲学、医学伦理学、医学心理学、职业礼仪与形象、团队协作、医患沟通技巧、临终关怀等等，其实都属于人文医学的范畴。在临床工作中，对于医疗投诉、医疗纠纷案例的分析，也可以是一堂生动的人文教育课，而且其教学效果远胜于枯燥的理论说教。其实，最好的人文教育恰恰就是教授的言传身教，临床中的每一个细小环节都是培养医学生人文素养的绝佳机会：查房时的病床边、交班时的办公室内、手术台旁，甚至只是换药前为病人关上一扇窗门、搬来一具屏风，抑或是天冷时心脏听诊前用双手将听诊器焐热，都能够让同学们明白，医者仁心无处不在。

我们要培养的是有灵魂的卓越医学创新人才，是有人文精神、科学精神和贵族精神的医学“匠人”，是“身上怀有技术，内心葆有温度”的临床医生。希望医学生们怀揣理想与坚持，不负青春、不枉时光，让每一个脚印都沿着自己的轨迹向前，努力变成自己希望的模样！

（2019年7月，陈国强随笔）

科技赋能，未来医学更需要人文精神回归

医疗和医院高质量发展只有理念是不够的，认真行动，努力改变现状，才能真正拓荒。回顾过去的四十余年，医疗发生了巨大变化。这些变化可以概括为内科外科化、外科微创化、微创机器化、专科精细化、医疗机械化、诊断分子化、治疗精准化以及医学功利化。

如今，科技创新日新月异，只要将低价、快速的医疗级的基因组测序技术与可以评估我们的环境、日常决策、生活方式等的传感技术和大规模运算能力结合起来，我们就可能踏上“4P 医学”—— predictive（预测性）、personalized（个性化）、preventative（预防性）和 participatory（参与性）——的康庄大道。拥有了科技赋予人类的强大力量，届时每个人都有机会主宰自己的健康，真正实现“个人是自己健康的第一责任人”。

医疗归根到底都是需要以人为媒介或工具去完成的。但是，人脑处理信息的速度是有限的，而医学知识却是以呈指数形式的速度增长的，因此任何一个医生所能了解的信息总是有限的，我们根本不可能完全跟上知识更新的步伐，更遑论精通所有医学知识了。从医学院毕业五年后，你之前所学的不少知识可能被发现是错的。人们对健康的追求无止境，医学对生命活动的认识永远在路上，所以医学和医生的局限性和人文属性，才是未来医学的确定之处。

如果我们对生命都不敬畏，医学技术再发展进步也无济于事。医者必须精诚。在快速发展的未来医学中，医生人文精神的回归更加重要。在血液领域，我们遇到的很多都是几乎无法拯救的病人。但是，物质不能湮没人性，科技不能替代人文，而人文必须以科学为基础，科学也必须以人文为导向。没有人文导向的科学技术，要么对人类毫无价值，要么只能给人类带来灾难。

今天的医学教育中，我们非常重视知识教育，而往往忽视智慧培育——能够说得出来的叫知识，说不出来的叫智慧。而智慧恰恰是生活的艺术，是学识、水平、能力的综合。一个没有智慧的医者是不会有希望的。医学教育中要警惕的倾向还包括：重视科学，忽视人学；重视实验，轻视经验；重视技术，轻视

仁术；重视电脑，轻视人脑；重视学历，忽视经历；重视商品，轻视人品；重视规格，轻视人格……我们要成就智慧、完善人格，成为一个有人格魅力的人。作为医者，尤其需要胸襟，而胸襟或格局往往是看不见的。

人文要回归，要靠文化秩序的约束。《孟子·尽心下》中，孟子回答“何谓善？何谓信？”时说：“可欲之谓善，有诸己之谓信，充实之谓美，充实而有光辉之谓大，大而化之之谓圣，圣而不可知之之谓神。”（译文：心怀喜爱的就称为善良，有自己本性的就称为诚信，内心很充实的就称为美好，内心充实而且又散发光辉的就称为大，大而且能感化于人的就称为圣，圣而又高深莫测的就称为神。）如果我们的医生能够做到这些，我们的医学一定会复兴。

医学直接面对生命，需要温度，需要情怀。在快速发展的未来医学中，我们应该心存敬畏，从我做起，从自己做起，呼唤人文精神的真正回归。

（本文根据陈国强在2023中国血液病大会开幕式上所做主旨报告录音整理）

附属医院和医学院同向同行

医学教育：前提在“教”，根本在“育”

人才培养是我们医学院的根本着力点。医学院的定位是培养卓越医学创新人才，而没有附属医院的积极和主动参与，我们的目标是不可能实现的。附属医院的科技创新也好，医疗服务也好，最终目标都要围绕卓越医学创新人才的培养。这也是“附属医院”这个叫法的基本出发点。因此，从整个大教育体系出发，附属医院做好临床医学教育工作是整个医学大教育中的重中之重。

我国现在的医学教育体制是复杂的，学制有点多。在这样的情况下，我们必须努力推动医学大教育的理念。在我心目中，培养不出一流的人才，是不可能成为一流附属医院和一流医学院的。只有通过一流人才，才能产生一批有引领性的一流成果，才能真正称得上是一流的医学院。

我认为，“教育”的前提是“教”，根本是“育”，如果只有“教”而没有“育”，那是不完整的。就现状来看，附属医院想要把教育教学放在非常重要的位置似乎是奢望。道理很简单，现在整体的学术氛围是比较浮躁、急功近利的，科研项目、论文数、奖项、业务收入等都是指标性的、短期内可以见到效益的，而人才培养是不可能立竿见影地从指标上得到反映、取得突破的。对医学院来讲，要想强化附属医院的教育功能，充其量能从制度上做些规定，比如，临床医生如果不上课，就不能评教授、副教授。但在我看来，附属医院的教育教学工作，不仅仅在于课堂上的讲授，同样重要甚至更重要的是在临床实践中的潜移默化的“育”。

现在的学生，看到的东西多，知识面广，获得的信息量也大。但是，老师的言行举止却能在潜移默化中对学生产生巨大影响。好的医生、带教老师带出来的学生就是不一样的。因此，新形势下的医学教育，核心在“育”而不仅在于课堂上的“教”。所以，我常说我们的教育理念非常重要。

我一直有个顾虑，教育是没有办法讲绩效的。真正的评价标准是若干年甚至是十几、二十几年后，我们培养的学生是否真正成为人才。如果我们现在还不重视教育，那么以后是否还能出现一批名医大家？

同时，我还想强调教与学是双向的。现在，随着教学激励计划的实施，医学院本部强调“教”更多一些，在强调“学”方面还不够。从现在来看，甚至未来十年，我们的学生的主动学习意识可能并不强。如果学生没有主动学习的意识，我们是很难把他们培养成卓越医师的。因此，要靠我们的老师去引导学生主动学习，调动起他们主动学习的热情，这也是“育”的一个方面。

在这样的背景下，医学院正在酝酿临床教学激励计划。我们的计划是2016年完成临床教学激励计划和教学改革方案及目标的制定，2017年正式实施。对医学教育来说，后期临床阶段的培养更加重要。目前，我们的前期教学已采用整合式课程，如果我们的后期教学还不进行改革，不采取整合式课程，那么前后期就不配套了，无法衔接了。因此这项工作必须要抓紧实施。

在我看来，医疗是治疗今天的疾病，而教育是医治未来的疾病。说白了，我们今天培养的人，就是明天给大家看病的医生。从这个意义上讲，我们的医院、我们的临床医生不能只关注眼前的医疗，而要把教育放到更重要的位置上。我们希望通过激励计划，来促使临床教师们把教育教学作为一种enjoy，而不是一项任务。教育更多时候需要的是一份责任，是“良心”工程。

这里，我想讲一段自己的经历。三年前，一天夜里十一点半左右，我太太在浴室里摔了一下，手腕摔了个很大的口子，还挺深的，我马上叫了辆出租车，把她送到医院急诊。当时那里就一个年轻医生，也没什么病人，他也不知道我是校长。他看了一下后，问我：“要不要缝针？”我就反问他：“你说要不要缝针？”他说：“可缝可不缝。”我说：“缝吧。”到了急诊手术室，缝针的护士问我：“要不要打麻药？”我说：“你说要不要打麻药？”她说：“是我的话，会打。”我说：“那就打吧。”缝完针，又回到接诊医生那里，医生看过后又问：“要不要打破伤风？”我又反问他：“你说要不要打？”他说：“可打可不打，不过如果不打出了问题，我们可不负责。”我说：“那就打吧。”就这样弄了两个多小时，在整个过程中，对话都是冷冰冰的，根本体验不到任何温度。过了一个礼拜，我太太伤口表面是好了，不过里面却在化脓。由此，我就在想，我们的医学教育不能仅仅是灌输，缺少“育”是万万不行的。我们培养的学生，以后做医生时，如果患者带个“长”才认真医治的话，那老百姓就永远得不到好的医疗体验了，这样的话，我们培养的也就不是卓越的医学人才了。从一个普通患者的体验来讲，这样的过程是容易使医患关系出现问题的。我们今天讲内涵建设，只有在教育中把“育”的理念扎实地贯彻下去、实践下去，才能建出内涵来。

从临床激励计划的初衷来讲，说实话，在医院，面对医生，用金钱去激励他们更多地参与教学、上好课是不会有太大效果的。我们不希望把激励计划搞成简单的上涨课时费，这是不可取的，很多时候，还是需要靠良心和育人的信念来推进。如果我们的激励计划能够通过体制机制的创新，有效引导我们临床医生投入教育这份良心事业中，把育人的信念带到教育实践中去，那我们的教育质量就会相应得到提升，我们激励的目的也就达到了。同时，如前面所说，在当前“以自我为中心”的社会大环境中，在急功近利的心态下，“育”的重要性越来越显现出来。因此，临床教学激励计划也不能仅仅体现在课堂授课上，而要更加突出激励临床带教的导向，要激发医生在临床带教中“育”的功能。

从现在的情况来看，上海市第一人民医院的学生规模已经不小了，本科生、研究生等加起来已接近 300 人。规模是办好教育的一个方面，但更重要的还是要看是否能把学生培养好。培养出好的学生，医院的声誉也就自然而然地好起来了。事实上，教育教学对于提高医院的声誉很重要。虽然如今的医学有些机械化了，要培养出像以前那样的名医大家是有难度的，但如果培养了一个好的学生，这样的学生对培养自己的学校、医院是有很强的认同感的，这就是学校和医院的无形资产、声誉的保障。教育是百年大计，附属医院在教育教学功能的发挥上还是要花力气，要重视。

人才建设：“双百”为柱，“多中心”为梁

这五年来，一院在人才队伍建设方面的改革力度之强、决心之大是前所未有的，能够做到把科主任拉下来，从高级职称降到中级职称，其中的困难是难

以想象的；而改革要做到没有上访，更是难上加难。刚才汇报中，你们把医院人才发展规划概括为“一个核心、两个纬度”，其中的很多理念是值得借鉴的。我觉得，能够把人才发展的规划一级一级地落实到学科，再通过科室落实到每个人身上，这是不容易的。让每个人都看到前途和希望，每个人都能在自己的岗位上找到自己的位置、明确方向，这是很好的理念。因为，看得到希望，才会好好干。当然，保持自己内心的淡定也很重要。

一流大学有很多指标，我认为其中一个关键指标，就是要有一流的话语权，要能够有引领性，能够让别人服，特别是让同行服。

回想起来，1997 年开始，我们就说“创新是一个民族的灵魂，是一个国家兴旺发达的不竭动力”。我记得那时，上海就提出了“科教兴市”。现在二十年过去了，经济社会的发展依然强调创新驱动，是不是说明过去我们为培育创新所做的举措还不够？虽然，一院在人事改革上实实在在地做了很多，但在此基础上，我还想建议医院要“择天下英才而用之”，要做到“引得进、留得住、用得好”。一院现在的改革，主要是针对在职人员的，但“输血”还是很重要的，重点在于输入研究型人才（专职研究队伍）。

从医学院来讲，“十三五”时期重点要推进几项举措，其中之一就是“双百人”计划。未来十年，无论我们的医学院能否成为一流医学院，如果我们无法利用这么丰富的临床资源产出一流的临床研究成果，造福于大众，那是说不过去的。正是从这个目标出发，我们推出了研究型医师队伍的计划。我们希望实现转型，能够把临床资源转化成临床研究成果。临床研究的成果是需要长时间的积累和沉淀的，不可能一蹴而就。从长远来看，对临床学科建设来讲，我认为 SCI 也好，影响因子也罢，更重要的是在临床诊治中的国际话语权。从医学院全局来看，未来五年是我们的转型期，我们要在保持国家自然科学基金项目数和 SCI 论文数稳定的基础上，向能产出具有国际话语权的临床研究成果的医学院转型。

在制定研究型医师遴选标准时，我们把年龄限定在 45 周岁以下，这是为了避免这个人才项目被各医院的“牛主任”统揽了。从内心深处讲，这些“牛主任”基本都已经定型了，我们要把希望更多地寄托在青年人身上。“青年兴则医学兴，青年盛则医科盛。”但是，青年医生组织调动资源来开展临床研究的能力还不足，因此，我们要求每位研究型医师都要配一位导师，一般都是科主任级别的。从现状来看，我个人估计，不少附属医院的科主任都存在青黄不接的现象。如果我们真抓实干，通过几年的努力，能够培养出一批真正懂并且热心临床研究的研究型医师，青黄不接的问题就不用担心了，也不用再从外面去挖其他医院的人了。医学院层面能做的就是从政策、制度方面给青年人创造一些平台，提供机会。在我的设想中，对来申报医学院“双百人”计划但未入选的这些青年医生，医院可以再设院级的“双百人”计划，给予支持和扶持。这样，累积几年，从数量上来讲，就很有规模了。如果还能有四成的成功率，那成效就相当可观了。这样一批人，就足以支撑起未来十年医学院的发展。

“双百人”计划中的第二支队伍是临床专职研究队伍。从比较的角度来看，世界上的一流医院，医生人数往往比专职研究人员要少，专职研究人员是主力。我们要建设一流医学院、国际化的一流附属医院，没有一批专职研究人员也是不行的。这批人主要是做基础研究的，但这些基础研究的方向必须要与科室、医院要发展的学科匹配起来，要通过多中心临床研究提出一些真科学问题，然后移植到实验室中；取得研究成果后，通过我们的研究型医师，再把研究成果反馈运用到临床上去，又将催生一批新的临床成果。这样就能形成一个良性的循环，两支队伍就能形成良好的互动，实现相互促进。我们把这支队伍的成员年龄设定在40周岁以下。

如果能把这两支队伍建设好了，医院就发展起来了，医学院也就好了。附属医院把这两支队伍建设好，把建设的理念贯彻好，顶住压力，就会发展好。这里我呼吁我们的附属医院领导和学科带头人一定要有积极提携后辈的胸怀，为青年医务人员施展才华创造更大舞台，形成青蓝相继、人才辈出的局面。

与此同时，为了做好转型，医学院还同步推出了多中心临床研究项目，聚焦临床研究成果的产出。在多家医院合作、规范的、随机双盲的前提下，前瞻性临床研究应该成为我们的主流，也只有这样，才能产出具有话语权的临床研究成果。

说实话，从去年第一批多中心临床研究项目的遴选情况来看，真正达到规范的、多中心的、前瞻性的项目并不多。原因在于，我们大部分的临床医生并不太懂得如何开展临床研究。因此，我们现在要求，对第一批入选的项目和研究型医师加强培训，提升他们从事临床研究的能力，教他们怎样开展临床研究、如何设计研究方案、如何规范研究、怎样保证研究成果客观真实。

从长远来看，医院能够发展到什么程度，关键取决于能否在临床诊治方面有话语权，这是未来的导向。可以预见，过不了几年，评价医院水平的参数很可能就不再是 SCI、项目和奖项等数量指标，而是要看话语权，看声誉了。话语权和声誉从何而来？人才培养和临床研究是关键。如果大家都愿意来，跟着你这家医院的多中心临床研究项目走，那就是有话语权了；慢慢地，国际影响力也就随之而来了，国际话语体系也就有可能建立起来了。

我相信，这三项举措，如果各附属医院能够积极响应并及时跟进，做好配套，就一定会产出人才和成果。可以预见，五年后，国家支持临床研究的力度肯定会不断加大。对于医学院来说，我们应该也有能力去做一些引领性的事情，在临床研究方面，我们要走在前面。

最后，我想强调，改革需要担当精神，要敢啃硬骨头，肯下真功夫，要以燕子垒窝的恒劲、蚂蚁啃骨的韧劲、老牛爬坡的拼劲，坚持不懈、攻坚克难，方能善作善成。在改革的进程中，我们也要善于及时总结。通过总结，把实践的经验上升为理念，然后再用理念去指导我们下一步的实践。我们所说的“改革永远在路上”，说白了，就是我们今天的改革，五年后，当其达到一个新的层面，进入一个新的阶段，形成新的平衡之后，就会产生新的问题了，那时就需要有新的改革举措去应对和解决，而这些源自实践的理念就能发挥作用了。就医学院来说，我们始终坚持为想发展、能发展、能发展好的单位、群体和人才搭好平台。

（本文节选自 2016 年 5 月 3 日陈国强在上海交通大学附属第一人民医院调研座谈会上的讲话录音整理稿）

尊重规律，整合资源，力推儿科人才培养体系改革

今年是原上海第二医科大学、今天的上海交通大学医学院建院六十五周年。这六十五年来，尤其是和交通大学合并的十二年来，医学院得到了长足的发展。医学是一个“小学科、大民生”的学科，但是今天的医学教育似乎在综合大学被边缘化了。我们很欣慰，上海交通大学切实尊重医学学科的特殊规律，切实维护了医学学科的完整性，于是合并以后的交大医学院并没有被折腾，而是实现了快速的发展。我真的为此感到骄傲，但同时也感到了压力。我始终认为，医学教育是人民健康最重要的供给侧。习近平总书记在全国卫生与健康大会上指出：“要把人民健康放在优先发展的战略地位……努力全方位、全周期保障人民健康。”他还说，“没有全民健康，就没有全面小康。”这是党对人民的承诺，也是党给我们的鞭策。我想，全方位、全周期，当然包括祖国的花朵，少年强则中国强。只有儿童有了健康，国家才有未来。

从这个意义上来说，我们今天成立儿科学院是维护人民健康的应有之义。回想2010年我刚出任医学院院长时，大家都说儿科看病难。看病难的原因是儿科人才缺乏，而儿科人才缺乏的原因是儿科医生工作难，待遇低，压力大。在这样的背景下，我就思考，作为医学人才的供给侧，我们是不是应该设立一个临床医学儿科专业方向？坦率地说，2010年到2012年，这两年的阻力非常大。原因就是怕招生分数线下来，似乎分数一降下来，我们的“成绩”就下去了。但是经过两年的努力，我们还是硬着头皮，在2012年正式决定招收临床医学儿科学方向学生，因为在我心中，绝对不能为了录取分数线“好看”这点虚荣，忘却我们的责任。

现在，五年过去了，录取分数线不仅没有下降，反而都高于五年制临床医学专业。今年，第一届学生已在7月毕业了。此刻，回头去看，这个方向办得好不好？成不成功？也许，今天尚无法评判，但我个人觉得是不如人意的。我的标准很简单，就是30个学生毕业之后有多少真正去当儿科医生了——屈指可数。在这种情况下，我从去年开始，又在思考：为什么会是这样的结果？我发

现，这是体制机制的原因，由于住院医生规培的体制机制尚没有完全打通，我们的医院只想招收博士进入规培体系。同时，儿科医学教育也是一个系统化的工程，不是简单地改成一个方向，招几个学生就能解决问题的。所以，过去的一年半时间里，由副院长牵头，组织我们附属儿童医学中心、儿童医院、新华医院——注意，我是按单位首字母为序列出的（笑）——进行了反复多次的研讨，大家一致认为，有必要打破体制机制的障碍，成立儿科学院，实现儿科本科教育和住院规培一体化，建立医教研统一的体制机制。可以说，经过一年半的努力，今天儿科学院终于成立了。

在此，我先表个态，只要我还是交大医学院院长，医学院一定全力以赴支持儿科学院的发展，因为没有儿童健康就无法去谈青年人和老年人的健康。同时，我也想借此对儿科学院的建设提三点希望。

第一，要尊重儿科医生的成长规律，尊重儿科医学的发展规律，夯实儿科人才培养的基础。我知道，在国内，是不是应该成立儿科学院，是不是应该招收儿科学专业方向的学生，甚至是不是要创办儿科专业，都是仁者见仁、智者见智的。但我认为，在敬畏历史、敬畏当下、敬畏未来的同时，我们还要尊重现实、尊重规律。尊重规律，首先就要全方位地打造儿科人才培养体系。儿科学院要从招生抓起，提前介入，要招收一批既高考分数高又对儿科有情怀的学生加入这支队伍，并从他们进校第一天起，就全程参与教育教学的每一个环节，努力提升、时刻培养他们对儿童、对儿科专业的热爱；在全面夯实儿科全科医学的基础上，再通过住院医师规培、专科医师培训等，进一步打造专业化的儿科专科人才队伍。这样就要求我们对教材、教学体系等一系列相关方面的内容进行系统的改革。

第二，必须整合资源，多一些家国情怀，少一些单位利益。我刚才说，交大医学院有三个以儿科为主体的医院，我真心希望三家能够真正实现资源整合，如同刚才孙锟院长所说的“握紧拳头、团结一心”。甚至，我在想，交大医学院和复旦大学医学院是不是能够“同城协同”，联合起来办儿科学院，联合授予学位？如果在上海都做不到，还有什么地方能够做到？如何复旦和交大都做不到，还有谁能做到？如果把两校的资源整合在一起，那我们的实力和吸引力不就更大了吗？这是多么有意义的一项工作！我们一直强调要国际合作，要国际学分认证，但如果连国内、连上海内部之间都不能协同合作，还谈什么国际合作？所以，我觉得必须要打破单位之间的利益壁垒，整合资源，真正使我们的儿科医学事业、使刚刚儿科学院提出的几个目标能够落到实处。只有这样，今天成立的儿科学院才有价值。我是切实反对形式主义的，真正希望做一桩事情能够有一个好的结局。

第三，今天有一些儿科方向的学生坐在这里，这个希望是给你们提的：希望你们能做好榜样。儿科学院能不能发展，取决于老师的同时更取决于你们。你们有了好的表率，你们的学弟学妹就会“跟风学样”。举个例子，2015 年，我们首次招收生物医学科学专业本科生。当时我很纠结，也不知道这个班能不能办好。设立这个班的目标是培养既懂生命科学又懂医学的、面向未来的领军型医学科学家和医学教育家；一年只招 20 人。从这两年培养的情况来看，第一届的同学们太优秀了，优秀得让我有点“害怕”他们“走火入魔”。开学前，我听了一次他们的学术报告。他们今年刚上本科三年级，但报告水平远远超出了我的预期，甚至不亚于我们硕士二年级的平均水平。同时，他们自己还办了个微信公众号，把学弟学妹都吸纳进去，渐渐地，学兄学姐做榜样，在整个专业形成了一股积极向上的正能量。我相信，在这种氛围下，十年、二十年后，这个专业一定会出一批领军型的科学家。所以，你们要看远，要淡定，为了交通大学医学院的声誉，为了祖国的儿科医学事业，你们要少想点自己，多看点未来。你们要有信心，要坚信祖国的儿科医学事业一定会越来越好，儿科医生的地位也一定会不断提高。

（本文节选自 2017 年 9 月 29 日陈国强在上海交通大学医学院儿科学院成立仪式上的讲话录音整理稿）

医学赶超一流，岂能忽视临床研究

医学领域的管理者经常会听到临床医生对医学科研有这样的抱怨：每天门诊和手术都忙不过来，还要去做科研，我们哪来的精力和时间？仿佛临床和科研两者之间的关系就是相互矛盾且不可调和的，顾此就会失彼。事实上，这主要是因为他们对于医学科研认识有较大的误区。

医学科研一直以来有两种模式，一种是基础生物医学模式，一种是临床医学模式。前者关注的是致病和治病的机理，更多采用基础生物医学的研究途径和方法。后者则是综合运用医学、流行病学、统计学等多学科的理论与方法，研究疾病的病因、诊断、治疗和预后，着眼于临床诊疗水平的提升和病人生活质量的改善，它更多强调的是临床诊疗过程中，有效且高质量诊疗数据的积累、分析和研究。但是，我国的临床诊疗领域仍停留在“进口大国”阶段，迄今为止，还鲜有高质量、大样本、多中心的临床研究为国际诊疗指南所采纳，临床医学研究无论从量上还是质上，都还有很大的进步空间。

对两种医学研究模式认识不足是临床医生抱怨的直接原因。国家关于科研项目、基金的申请及人才项目的资助等体制机制问题，使得不少临床医生认为医学科研就是基础生物医学模式的研究。其实，这完全是一个误区，临床医生可以从事基础生物医学的研究，但更应该从事临床医学研究。而且，从当前医学发展面临的问题看，我国的基础生物医学研究进步迅速，而临床医学研究进步则相对缓慢。

那么，该如何解决这个问题？首先，解决问题的核心是转变理念。科技部、相关基金委、高等医学院校等有关部门要转变管理理念，不仅要重视基础生物医学研究，更要重视临床医学研究，在项目申请、基金投入、人才项目培育等过程中，牢牢把握解决临床问题这个关键，从临床中来，到临床中去。

再者，要重点专项支持两支队伍，即研究型医师队伍和临床专职科研队伍。让研究型医师队伍通过一线的临床研究得到国际认可的循证医学证据，并将其转化为临床诊疗的手段、方法及相关的卫生政策，直接提升医疗卫生服务水平，同时将其在临床发现的具体问题转化为一批科学问题，再由临床专职研究队伍对这些科学问题进行基础生物医学层面的研究，得到成果以后再转化为临床的应用，从而使医学科技创新形成完整的科研环路。

其次，培养临床医生的证据意识。总体而言，我国当前的临床医学研究基础比较薄弱，体现在虽然研究数量较多，但整体质量较低，主要是以病例分析、回顾性、横断面的研究居多，前瞻性队列研究较少，证据等级不高，样本库、数据库的保真度不够等。其中的关键原因是临床医生开展高质量临床医学研究的能力严重不足。加强临床医生在临床医学研究方面的培训和教育，是今后相当长时间内的重点和难点。

最后，加强团队协作，加快构建全球范围的多中心随机对照临床医学研究协作网络。临床医学研究需要打破医院、地区之间乃至国与国之间的壁垒，我们应积极鼓励有基础、有能力的临床医务人员，特别是学科带头人申报立项多中心随机对照试验，积极参与国际多中心临床试验，从而带动临床医学学科的整体发展。

“科技三会”上，习近平总书记号召广大科技工作者要把论文写在祖国的大地上。对于医学科技而言，就是要构建有利于临床医学科研的体制机制，以临床医学研究提升带动基础生物医学研究，以研究型医师队伍和临床专职科研队伍建设为突破，充分利用好每年70多亿诊疗人次、各种病例数和疾病类型多、临床研究资源丰富的优势，将临床资源有效地转化为研究资源，从而实现医学科技的快速崛起，真正实现世界一流医学学科的建设目标。

（本文发表于《人民日报》2016年8月29日第5版）

临床研究须有中国标准

我们必须拿出一些符合国人诊治的标准，改变以美国人治疗标准来医治中国人的现状。

有几件事对我“刺激”很大。

第一个“刺激”：一位名医没评上二级教授，很恼火。我说，你每年做1000多例手术，5年将近7000例，然后就没下文了，为什么不把成果在权威杂志发表？如果你对这数千例病人的诊断分期、手术方式、辅助治疗、术后追踪和术后生存率等做一些临床研究，证明效果比国内平均高十几个百分点，甚至与发达国家持平，就太说明问题了。

我们能永远停留在做“开刀匠”的阶段吗？应当产生一批医疗研究成果，推广并惠及基层医院。如果没有规范的临床研究，如何实现分级诊疗体系？如何让大医院减负？

第二个“刺激”来自临床医学学科整体实力领先与亚专科实力式微之间的巨大差距。临床医学能否排第一，取决于是否有一批“病人不看不死心，同行不问不放心”的名医。

培养名医，不靠机器和经费，靠多中心临床研究，靠拿出一批具有引领性的诊疗标准，前提则是要让人信服。我们是谁也不服谁，连一个科室内也各说各话，这怎么能够使临床医学为国人健康作出引领性贡献呢？

第三个“刺激”：我去德国一所大学附属医院访问。仅那一年，该医院就在 *The New England Journal of Medicine*、*The Lancet* 发表了7篇论文，而他们只有四五百张病床。而号称全国临床医学第一、有1.7万多张病床的上海交大医学院附属医院，一年鲜有这种高水平论文，很少有多中心、前瞻性、随机的、双盲的临床研究，这与我们的使命和地位不相称。

国内95%的诊断标准是老外的，只有5%是国人制定的。中国人跟西方人，祖宗不一样，遗传背景不一样，生活方式和环境都不一样，拿美国人的治疗标准来医治中国人，合适吗？难怪，据说美国肿瘤病人5年生存率66%，而我们只有 31.8%。

作为医学教育、科研和医疗服务的“供给侧”，加强临床医学研究体系与能力建设是时代赋予的责任和使命。“没有全民健康，就没有全面小康”，全民健康要在全面小康之前，而“全面小康”是我们党对人民的承诺。我们责无旁贷。

（2016 年 10 月 16 日陈国强在上海交通大学医学院临床研究培训班开班仪式上发表了 2 小时的即席讲话，根据其录音整理的《健康中国：医学院能做什么》在 2016 年 10 月 28 日的《文汇报》第 6 版上发表。本文整理其部分内容，发表于《人民日报》2016 年 11 月 8 日第 11 版）

反思医学教育，痛未定亦需思痛

我相信，国人从来没有像2020年起步的这一刻这样深刻地意识到：医生多么伟大，医学可以救国；医学强则国强，医学盛则国盛。

新年伊始，在新冠疫情防控这场没有硝烟的战争中，全国一盘棋，数万医务工作者以“去留肝胆两昆仑”“不破楼兰终不还”的大无畏精神，闻召而动，勇往直前，临危不惧，攻坚克难，书写着可歌可泣的英勇故事，凸显了“敬佑生命，救死扶伤，甘于奉献，大爱无疆”的医者情怀。毫无疑问，在这场“对我国治理体系和能力的一次大考”中，中国的医务工作者已经提交了一份出色的答卷，当属新时代最可爱最可敬的人。

再暗的黑夜也会度过，黎明终将如约而至。除了战胜，我们别无选择。

然而，痛未定，亦应思痛。身为医学工作者，我们责无旁贷，必须思考这样一个严肃的问题：我们能否防患于未然？能否防大患于未至？民有痛，国有疾，疫情没有旁观者，没有局外人，在打扫战场的那一天，我们每个人、每个群体、每个行业都应该，也必须以负责的态度，予以深刻且实事求是的反思，并以抓铁有痕的务实态度加以改进，尽最大可能避免或从容面对全国性甚至世界性公共卫生突发事件。

医学的本质就是维护和增进人类健康。事实上，人类福祉正是我们进行科学实验的终极目的。在人民群众的生命健康受到严重威胁的此时此刻，服务于医学的源头——医学教育，也有反思和改进的必要。

医学的研究对象是人，人既有生物属性、心理特性，又有复杂多变的社会属性。显然，医学同时兼有科学和人文双重特性，是自然科学和社会科学的有机统一体——除了以诊断和治疗疾病为目的的临床医学，还有同样重要的、包括预防医学在内的公共卫生学、基础医学、护理学、实验医学等诸多学科。随着高水平医科大学与综合大学合并，许多综合大学医学院被视为与其他学科同等重要的二级学院；而从来没有医学教育基础的某些综合大学也争先恐后地创办医学院，开设临床医学专业；没有合并的独立医学院校，也未能得到当地政府的高度重视和足够投入。

在这种状况下，医学学科的完整性、独立性受到极大冲击，医学教育缺乏科学、理性、完善的顶层设计，直接面对疾病一线的专业如临床医学、护理学和检验医学的学习者，往往只注重专业学习，缺乏对公共卫生学知识的掌握和应用能力。另外，公共卫生体系建设投入过低，公卫人员待遇未能得到有效保障，社会地位偏低，导致公共卫生学科发展明显弱化，也与临床医学脱节。结果便是，报考预防医学专业的学生，往往高考分数远低于临床医学专业，学习动力不足，以致高层次公卫人才培养乏力，人才流失严重。再者，由于全科人员待遇不足，执业吸引不够，“基层守门人”数量依然短缺、质量仍然不足，尚不足以完全筑牢基层治病防病的堤坝。

在新冠疫情中，流行病学专业队伍的短缺、疫情早期临床医务人员防护意识和能力不足带来的严重伤亡，充分暴露了我国医学教育缺乏系统性安排，在预防和应对公共卫生危机中存在明显短板——重“技”而轻“道”，重“治”而轻“防”，重“专”而轻“全”，这让我们在应对这场突如其来的重大疫情之际，猝不及防，被动应战，教训沉痛。

首先，应该打好基础，基础不牢，地动山摇。医学院校教育应重在宽基础、广口径，但在“双一流”旗帜下，医学教育越来越重视所谓“高精尖”，越来越重视“华而不实”的论文发表，教材越来越厚，而对于基本知识、基本技能、基本理论的学习和训练却越来越淡化。更有甚者，医学院校普遍缺乏传染病防护教育，更没有战时医护演练，甚至像《传染病》《血疫》之类的影片也难以进入医学教育视野，以至于“逆行”的医护人员只能临时抱佛脚，现场紧急学习防护技能，增加了感染风险。

其次，不能偏重慢症重症，轻慢“小学科”。许多医学院校附属医院越来越多，医院越建越大，专科医院越来越多，医学力量都集中于慢病，甚至每个学科都围绕肿瘤而设，连呼吸学科也以肺癌为主。临床学科越分越细，各自为政，纷纷向三级，甚至某一专业领域发展，诊疗科目分类与培训专业大相径庭，加之医患关系紧张、医疗风险大，老师带教积极性不高，住院医师规范化培训学员动手机会不足，培训中难以落实“岗位胜任力”。全科医生岗位吸引力不足，培养乏力。当疫情疯狂蔓延，时间就是生命，我们更倚重人数不多的重症学科，难以实现多学科会诊。大家早已诟病的“小学科”（如感染学科、病理学科、麻醉学科、儿科学等）边缘化现象，医院“发热门诊”的薄弱，长时间难见死亡尸体病理解剖，等等，都加剧了抗疫进程中的捉襟见肘。

最后，厚德而后为医。这场抗疫战争，正是我们医学教育立德树人、铸魂育人的关键时机。我们可以看到，20 万在培的青年住院医师、专科医师规范化培训学员基本都在临床，有的甚至抢上一线、加入所在医院的医疗队赶赴湖北支援，还有一些全科专业的订单定向学员在基层发挥了重要、积极的作用。但遗憾的是，“停课不停学”一声令下，有的研究生却退出临床，鲜见高年级医学生主动请战，甚至有的已在实习的医学生期待停止实习，个别学员对于老师希望自己上临床的要求还冷眼以对、恶语相加。我们不能仅仅为众多医护人员“逆行”感动，更需要反思立德树人是否落在了实处。

战疫之际，我们医护人员表现极为出色。但是，在疫情这把“冷尺子”的衡量下，无论是医学研究还是医疗实践，仍然需要从宏观到微观予以严肃的审视和反省，让我们警醒并改进，严防将来“疫”流再度泛滥。

（本文于 2020 年 2 月 18 日发表于《人民日报》上海频道客户端）

重史懂法、专博相济、求真求善

在这场突如其来的疫情中，医务人员的负重“逆行”，让国人前所未有地深刻感受到他们的珍贵与伟大，医护理应成为受到敬重的职业；医学可以救国，理应成为受到高度重视的学科。

“规划得当、认真实施的医学教育，是综合性健康服务的坚实基础。”21世纪初，医学院校被合并或有其必要性。然而，合并后对医学教育内涵和医学科技能力产生的影响，值得进行科学且严谨的客观评估。近几年来，众多大学甚至师范类专科类院校纷纷创建医学院，这是尊重学科发展规律、重视医学教育，还是浮躁功利呢？这值得大家认真思考。

如今，新冠疫情汹涌来袭，令我们猝不及防。医务人员闻召而动、临危不惧、勇往直前，在国人感动和敬仰的目光下，挽武汉狂澜于既倒，扶生命大厦之将倾，成为当之无愧的国之肝胆。我在多次感动、担忧甚至哽咽中送行战友，也数度览阅前线来信，这些都让我陷入对医学教育的沉思中。如今，国内疫情结束的曙光已经初显。因此，我想从微观层面的三个角度，谈一点思考和意见。

“法”与“史”：医学法学和医学史学应该成为医学必修课

全面依法治国是新时代坚持和发展中国特色社会主义的基本方略。疫情伊始，习近平总书记就强调要为疫情防控提供有力法治保障。不难窥见，有法不依或依法不严可能是此次疫情发生并泛滥的重要原因之一。知法守法用法护法，提高预防犯罪和自我保护能力，是解决中国这些年来反复堆叠加剧的医疗和公共卫生问题的重要路径。为此，学习并掌握医学法律法规，理应成为对医学生的基本要求。

“历史是最好的教科书，也是最好的清醒剂。”20世纪初，全权总医官伍连德堪称国士，彻底逆转了东北肺鼠疫大流行的局面；新中国成立初期，消灭血吸虫病的战役可歌可泣，造福黎民；21世纪初，抗击“非典”的教训与经验，更直接改写了国家传染病防治法……今天，我们正在面临的新冠疫情阻击战，也终将成为一段可歌可泣的悲壮历史。

桩桩件件，史鉴不远，然而我国医学院校鲜少开设医学法学课程、进行系统的医学史教育。疫情期间，北大医学出版社开放《医学法学》《医学史学》教材电子版，急用先学，值得点赞。但是，对医学史的学习应成为医学人的常态。建议合并医学院的综合性大学着手建立并强化医学法学、史学研究，忠实记录医学历史，编写医学史学教材，并使其成为医学生通识教育的重要组成部分。这既可以史为鉴，让后代从历史悲剧中汲取信息，从容应对现实挑战，也能为立德育人、树牢科学精神发挥积极作用。

“博”与“专”：“博学而后成医”是医学教育永远不变的信条

记忆中，21 世纪以前的医学生虽然所学教材不厚，但依然博览群书，会牢牢把握一切学习机会，实习时主动跟着老师轮急诊、出门诊、查病房、做手术，唯恐学得不深、看得不多、做得不好。但是，我们必须承认，现在不少医务人员学习方向“过于专业”，甚至自我防护知识都要靠“临时抱佛脚”。临床“亚专业”越分越细，多学科会诊成为“创新”。在“混乱”的学制和实用主义、精致的自我价值导向的影响下，医学教育自觉或不自觉地陷入“专”而不“博”之中。医学生们的专业分流越来越早，甚至“弯道超车”，走向直“专”。更有甚者，大学四年级便开始物色导师，很早就进入三级学科甚至亚专科。有的导师也乐得如此，毕竟能有论文发表。有的学生对不是自己主打领域的学科持以懈怠、放松的心态，只是报个到，“打个酱油”，甚至人影难见。出科考重理论、轻能力，考完就忘成常态。这样的教育状况无疑正在伤害医学教育，很难培养出既“博”又“专”的医学精英人才。

其实，英文 doctor 既指医生，也指博士。言下之意，医生既能治病救人，也是饱学之士。我国先贤早有言，学不贯今古，识不通天人，才不近仙，心不近佛者，断不可作医以误世，更常将良医与良相相提并论。在美国，大学本科往往并不开设医学专业，想要学医，需要先打好数理化生以及文史哲的坚实功底。现代医学工作者不仅应该拥有较全面的医学知识和技能等“硬实力”，也应该拥有心理学、人际沟通学、逻辑学、卫生管理学等知识和能力集聚而成的“软实力”。在科技突飞猛进、医学进入“新医科”的时代，数理化乃至现代信息学、全健康学（One Health）也极其重要。为此，我们必须建立卓越的考核与评价机制，引导学生将目光放长远一点，知识结构更广博一些，打牢基础，才能拓展思路，大有裨益于良医的养成。以考试和功利为导向的学习，则难以实现“博学而后成医”。

对此，我提出如下建议。其一，学校必须摒弃应试教育，让学生养成自主学习的能力。其二，必须从顶层设计更科学的医学教育体系，下决心改革完善医学教育学制。可在以“5+3”为主体的医学学制中，在五年本科中放慢脚步，低年级进行通识教育，高年级开始“全医学”教育，培育博雅人格和良医素养，并以下社区为主，辅以临床实习。本科后，直接进入三年规范而非形式化的规培，柔性引导医学生进一步提升临床技能，强化通科培养，后期理性选专业。对更有作为的学生，在专培中精分专业，最大限度确保从“成人”到“成才”再到“成功”的循序渐进——这应该是适合国情的合理选择。其三，国家应该大幅度提升规培和专培医学生的生活待遇，确保他们心无旁骛，减少他们的后顾之忧。

“柔”与“刚”：医学的温度体现在刚柔并济

面对生命的医学，需要温度和情怀。一句温暖的问候、一个真诚的眼神、一个亲切的手势，不但令人感动，也大有利于医患互动和病人康复。在疫情战斗中，隔离防护服上从写名字到写打油诗，既鼓舞了士气也缓解了压力，这就是医学的温度。在迄今对新冠病毒尚无特效药的背景下，这样基于科学认知的人性温度，对降低病亡率、提高治愈率的作用不可小觑。

医学的温度，除了求善——温情脉脉的爱心和视病人如亲人，还有同样重要的求真——在求真中，呈现科学理性的百折不挠，并凸显对疾病发生、发展及结果实事求是的敬畏之心。

医学的精神内核就是求真、求善、求美。医学知识既饱含生命的逻辑性，也时刻呈现生命的整体性、系统性和协同性。聪慧的医学生，除了死记硬背，更要培养问题导向、辩证、逻辑、系统和科学思维，进而兼具宏观和微观思维能力，方能体会医学的美与快乐。医者更需要相信科学，少迷信权威；需要坚持真理，在慎思慎独、慎辨慎识、慎微慎行中治病救人。

医学教育也需要温度，需要柔中有刚，刚柔并济。我们从小就被教育要做乖孩子，但医学生不能习惯性柔弱、盲目性点赞，要在充分尊重科学的前提下敢于质疑，因为不确定性正是医学的特点。人云亦云、趋炎附势，唯上不唯实，何来创新和突破？以学生为中心，绝不意味着迁就学生，更不能因为对学生严厉而担心受到家长指责和学校“处理”。“严师出高徒”并不过时，“严是爱，松是害，不管不问会变坏”很有道理。与此同时，我们老师应该有大局观，与时俱进，信任青年学子，积极鼓励并引领他们开疆拓土，让他们在医学教育和初步实践中，体会自我价值和职业尊荣。这次疫情防控战役中，90 后甚至 95 后散发出无数让人既感动又感慨的爱与责任的光芒。有境界自成高格，经考验方见本色。医学事业需要可持续的蓬勃发展和传承，需要不同年代的医生一以贯之，薪火相传。

十多年来，有关我国医学教育的反思从未间断，但多数无果而终，并进而在无奈中继续保持“沉默”。这样的一波三折，于世无益，于医有害。如果依然没有及时的总结和反省，我们有理由怀疑，疫情过后，医学能否得到足够重视？医疗环境能否得到足够改善？医学教育质量能否得到大的提升？

医学之路，道阻且长，需要不懈付出与经久坚持。不言放弃、勇于担当，在不断校正方向中奋力前行，应该是我们医学教育人的不二选择。

（本文于 2020 年 4 月 1 日发表于《光明日报》第 7 版“光明视野”）

推动“四医”联动，有效提升医学教育的战略地位

新冠疫情暴发以来，我反思了很多，也写了不少文章。总体而言，我国医学教育改革缺乏顶层设计，教育内涵质量提升有限，医学人才岗位胜任力培养乏力。本着“放眼长远，吸取教训，补短板、堵漏洞、强弱项，该坚持的坚持，该完善的完善，该建立的建立，该落实的落实”的实事求是精神，我们有必要进一步反思我国医学教育存在的短板和弱项，并以抓铁留痕的勇气予以切实的改进，以更好地培养医学人才，服务健康中国战略和人类卫生健康命运共同体，为中华民族的伟大复兴的健康篇章作出更大的贡献。这里，我再简要提出如下几点宏观思考。

第一，医学教育的整体性和特殊性未得到充分认识和高度重视。早在 20 世纪 40 年代，英国关于医学院建设的跨部门委员会的古迪纳夫报告就提出，规划得当、认真实施的医学教育是综合性健康服务的基础，强调了医学人才，尤其是医生的培养对医疗卫生事业重要的人才支撑作用。国家卫健委缺乏对医学教育的管理权限，而教育部只有高等教育司下属的生农医药处能够管理。在这种状况下，医学学科的完整性、特殊性受到极大冲击，导致医学教育缺乏科学、理性、完善的顶层设计，难以适应健康中国建设的实际需求。

第二，医学教育质量堪忧，岗位胜任力培养乏力。我们必须高度肯定我国医学教育取得巨大进步，为维护我国人类健康作出了重要贡献。但是，我们也应该看到，我国医学教育改革进展不均衡，医学教育质量参差不齐。对大多数医学院校而言，医学专业对优秀高中毕业生的吸引力不足，医学教育生源质量有所下滑。高水平医学院校招生数量有限，而不少独立医学院校年年扩招。重课堂轻临床、重技能培训轻人文教育、重医疗轻护理、重临床轻公卫的情况仍然存在。同时，医学人文教育仍然缺失。医学中直接面对疾病一线的专业，如临床医学、护理学等专业的学习者往往只注重专业学习，并且专业越分越细，使学习者缺乏对公共卫生学知识的系统掌握和应用能力。再者，由于全科人员待遇不足，执业吸引不够，“基层守门人”数量依然短缺、质量仍然不高，尚不

足以完全筑牢基层治病防病的堤坝。此外，医学教育是一种终身教育体系，包括毕业后教育（含住院医师/专科医师培训、专硕研究生）和继续教育。毕业后教育由于医患关系紧张、医疗风险大，老师带教积极性不高；培训学员动手机会不足，待遇不足，难以落实岗位胜任力；而医学继续教育往往受晋级、升职、评选等因素驱动，而不是真正以学习新知识、新理论、新方法，提升临床能力为目标。

第三，缺乏应对重大突发公共卫生事件的人才队伍。我们缺乏一支懂预防、懂治疗、可预防、可治疗、能应急、能常态的复合型公共卫生事件应对人才队伍，还缺乏第一时间高质量的现场流行病学的队伍和病理学队伍。高层次公卫人才培养乏力，现有的人才评价体系中公共卫生人才很难脱颖而出，高端的公共卫生人才流失严重。预防医学等公共卫生专业毕业生的待遇普遍不高，公共卫生人员职称晋升相对困难，成就感和社会地位较低。这些因素导致公共卫生专业的生源质量存在较大的问题，毕业后转行的比例高。再看作为疾病防控最前线的公共卫生人员尤其是基层人员，他们工作量和压力大，经济收入和职业获得感匹配程度低，基层疾控机构和社区卫生服务机构人员的疫情应急和处置综合素质不高，难以应对日益复杂的高信息化的疾病防控工作。

第四，“全健康”（One Health）和全球健康的现代理念缺乏行动和有效贯彻。人的健康离不开动物的健康和环境的健康。病毒与文明的距离往往就是一个航班的距离，24小时内病毒可以从非洲热带雨林直达世界各地。近几十年来，世界各地不断暴发流行的新发和再发传染病中，超过75%为人兽共患病。随着经济和社会全球化，这些传染病的传播速度逐渐加快，传播范围也逐渐扩大，传统单一的控制策略已无法对其进行有效防控。同时，环境、生活方式等严重影响着人类健康。动物的健康离不开农业的健康，农业的健康离不开生态系统的健康，生态系统的健康离不开空气、水源、土壤乃至整个地球圈的健康。因此，我们要形成人与动物、自然和谐共处的理念，正如习近平总书记强调的，要把健康融入所有政策中。最近几年，国际上提出的“全健康”理念就是这种绿色发展理念在健康领域的重要实践。发达国家的一流高校建立起了相关机构，培养了许多高层次人才。但是，在我们国家，这一理念依然停留在部分学者的议论中，尚没有真正落实到医学教育和医疗卫生实践中，这与我们的国际地位是不相称的。

为此，我建议推动“四医”联动，不断提升医学教育的战略地位。新冠疫情给经济社会发展带来重大影响，彰显出医疗卫生事业事关人民健康，事关社会稳定，事关经济发展，事关国家安全。在进一步深化并真正科学合理地推动医疗体制改革，落实医疗、医保、医药等“三医联动”的基础上，要整合医学教育，实现“四医”联动，因为医学教育是“三医联动”的生力军的主要供给侧，医学教育培养的医务工作者也是各种疫情战斗的主力军。没有优质的医学教育难以实现“三医联动”。同时，必须严格落实2017年7月3日发布的《国务院办公厅关于深化医教协同进一步推进医学教育改革与发展的意见》，充分尊重医学教育的特殊性，系统推进综合性大学医学教育统筹管理，切实赋予医学院校办学自主权，维护医学教育的完整性和系统性。建立医学教育宏观管理协调机制，在教育部单独设立医学教育司或医学教育由国家卫生健康委员会负责指导，统筹医学教育顶层设计和改革。在政策和资金上，大力支持医学人才培养，建议减免医学生学费，提高医学生毕业后的薪酬待遇。依托高水平医学院校，在主要地区建立国家医生进修学院，加大医务工作者知识更新培训力度。在此基础上，用法律保障医学教育改革，在制定《医疗卫生和健康促进法》时明确医学教育的目标、任务和功能定位，同时修订《执业医师法》的相关法律法规，为医学教育改革提供法制保障。

（本文发表于《中国科学院院刊》2020年第35卷第9期）

与黄达人对谈医学教育

教育是为了培养十年甚至是二十年以后的人才，不能急功近利

黄达人：陈老师，你好，我来以前做过功课，阅读了你的全部博客，特别佩服你敢于面对学生并鼓励学生要有信念的态度，我认为，这本身就是一个优秀的院长在做的事情。今天来，主要是想请你以医学院院长这个管理者的身份，将自己在教学改革中的所言、所感、所为梳理出来。

陈国强：黄校长，非常感谢你的邀请，更谢谢你百忙之中能够读读我的博客，尽管现在不太写了。晚生乐意向你学习，并坦诚心扉，与你交流。作为一个湖南人，我几乎完全遗传到了心直口快的基因，从来不保留自己的观点。当然，我也不认为我的观点就是对的。有争论，才有进步嘛。所以，我们今天的谈话，你认为合适的就收到文稿中。

这几年我们医学院在各方面都得到了快速发展。譬如，我们的生源质量得到了快速提升，招生录取分数线实现了很大的跨越。我们承担国家科研项目的能力得到了显著提升，医学院每年承担国家自然科学基金项目数从合并前2005年的104项上升到2013年的487项，SCI论文数也从2005年的300多篇达到2013年的2300余篇。我们医疗服务的能力也得到加强，国家重点临床专科达到74个，占上海市全部重点专科的54%。但是，从内心深处，我并不感到那么振奋，因为我对所谓的绩效有不同的看法。两年前，上海市开展地方高校内涵建设工程建设，为医学院的办学提供了很大的推力和大量建设经费。通过这些经费，我们的确在学校内涵建设方面进行了许多改革，取得了不少成效。但是，谈到考核绩效时，我曾经并不讳言地讲了一句话："政府给我们钱，让我们办教育。可是，教育不是说你今天给1000万，明天就能给你效益。"教育的本源是培养人才，是为了培养十年甚至二十年以后的人才。现在大家都说是在培养人才，而实际上，钱多数都用到了添置大型仪器设备和科研上，学生得到的益处难以直接体现，老师的自身利益也难以得到切实保障。我认为，政府给钱办教

育，目的是培养学生，不可能立刻出成果。如果你今天就要评判我的成绩，那么我只能给你一些量化的数字：有多少 SCI 论文，拿到多少国家自然科学基金，但没有办法评判医学院到底培养了多少人才，因为人才没有一个统一的标准。难道说学校招进来多少就毕业多少，就业率高，就意味着培养了人才吗？可能并不是这回事。是不是人才，也许在毕业若干年后才能显现。

我们始终强调，我们招进的医学生不一定要求是高考成绩最好的，要有很高的天赋，但一定是要对医学感兴趣的，充满对生命的热爱，具有合理的从医动机。如果仅仅是因为赚钱来学医，他多半会坚持不下去，因为哪个职业都可以赚钱。实际上，大多数职业比医生赚的钱多。

我刚才说，我们的生源质量得到了快速提升，我们的生源是优秀的，那是从高考成绩的角度说的。当然，现在也只能从高考成绩来判断生源的质量，尽管有人会质疑是否为高分低能。但我始终相信，就总体而言，高考成绩高十分、低十分还是有差异的。开会时，我经常会讲一句老师们可能不太愿意听的话："这么优秀的学生，考到我们医学院来，我们的教学、师资水平对得起他们吗？如果对不起这么优秀的学生，我们又何必把分数线拉高这么多？我们不能误人子弟呀。"当然，这是我的忧虑，并不是我们不重视人才培养。关键是我们应该适应时代，用心培养人才。

教学改革：医学就是职业教育

黄达人：在医学院这一块，你有哪些思考？

陈国强：医学专业的鲜明特点是不言而喻的，因为医学面对的和医学一切活动的最终目的是人，是生物的人、社会的人，是有明显个性特征、不同心理活动和认知水平的人。这就决定了医学实践必须顾及人的生物属性、社会属性和个性特征，也就决定了医学学科的特殊性和医学教育的特殊规律，即它是自然科学、社会科学和人文学科的统一体。所以说，我们必须遵循医学学科的特殊规律。在这个前提下，毫无疑问，教育教学是医学院的基本功能，也是培养人才的基本路径，但是这存在怎么教、谁来教等问题。科学研究是培养人才的重要途径，但是我们要审视人才培养与科学研究的关系，确立以人才培养为基点进行科学研究的发展思路，不能为了研究而研究。医疗服务同样是医学人才培养的重要路径。因此，医学院离不开附属医院，附属医院也离不开医学院。但是，医学院不同于社会，也不等同于医院。我们服务社会的方式是间接的，即通过人才培养和科学研究来实现，而不是直接的。服务社会不等于一味满足社会需求，我们的附属医院也不一定要一味地满足医疗需求，而应更好地发挥服务社会、引领社会的功能。其中，医学的文化传承尤其重要。道德是文化传承的基础，更是教育的生命，也是医学的使命。没有道德的教育是一种罪恶，没有道德的医学同样是一种罪恶。“大学之道，在明明德，在亲民，在止于至善。”大学和医学之所以受人尊重，是因为有大德、有大道、有大爱、有大师、有大医、有大精神，这使大学成为道德的高地，具有民族和社会良心堡垒的崇高地位。因此，文化传承的基础是师生构成道德共同体，既教育学生如何消除价值冲突、如何选择主流价值，也要为社会塑造新价值。现在，狭隘或片面的医疗、教学和科研观深入人心。我们似乎习以为常地将科研、医疗和教学看作分离的、孤立的、互不联系的几种活动，并以此为基础建立科研、医疗和教学工作的管理和运行机制。其实，我们今天的问题就是由此造成的。

我们试图改变这样一种格局，尽管很难。我曾提出要实现“教学、科研、医疗的包容式协同发展”。先讲教学工作。举例来说，2013 年开始，我们评判主任医生、副主任医生能否担任教授、副教授，就不仅仅要评价他的医疗水平，还要评价他的教学水平、人才培养能力和态度。现在网络很发达，学生接受知识的能力很强。我之前讲过一句话：“如果一个老师讲课是从第一个字读到最后一个字的话，那我在我们的天桥上面抓一个识字的民工也许也可以做大学老师了。”这话虽然有点调侃，但的确反映了我对大学“灌输式”教学的忧虑。

为了提高教学水平，我们推出了很多举措。第一，理论课课时减掉了 30%。从上午 8 点钟上课上到下午 5 点钟，学生负担太重，实际效果也可想而知。为什么要这样做呢？其实许多内容完全可以让学生去主动学习，无须强行灌输。

原来理论课都是大班上课，学生想听就听，不想听就玩手机。所以第二，在减少理论课的同时，我们实行小班授课，主要分为两种：一种是 PBL（problem based learning，也称作问题式学习，最早起源于 20 世纪 50 年代的医学教育），以问题为导向，老师提前两个礼拜有针对性地提出一些问题，然后学生自己去找文献。比如说，这个班有 20 个人，分成 5 个组，每组 4 人。学生先查阅文献和参考书籍，做好读书笔记，然后分组讨论。上课时选派一名代表陈述，组内其他同学作补充。这样就可以帮助学生提高提出问题和解决问题的能力。当然，学生说的不一定全对。最后，老师可能会归纳知识点。有时，学生提出的问题和讨论的内容，老师也不一定全懂，但只要学生感兴趣，老师就要在网络上查询这方面的最新进展，这就给了老师一定的学习压力，也促使他们更新知识，实现教学相长。

另一种小班叫作 CBL（case based learning）——以案例为基础的教学。在前期学一些基础课的基础上，也要把一些临床案例发给学生去讨论。学生可能会思考、讨论这个人为什么有这个症状，是什么原因引起的，如何诊断与鉴别诊断，理论上应该怎么去治疗，等等。这些实践可以在一定程度上早早地激发学生对医学真谛的热爱。

第三，给学生做研究打基础，提前接触临床。现在，我们把科学家的实验室开放给学生。如果一个学生有意申请探索性实验课题，医学院就给他两万元科研经费。这两万块钱用作什么呢？既然不能让这些学生增加老师科研经费的负担，这两万块钱就用来让学生做实验。我强调，给学生两万块钱科研经费不是要他发论文，而是让他了解科研思维，享受科研乐趣，这对他未来做临床研究是非常有帮助的。医学院学生处、教务处给我反馈说，我们本科生今年发了多少论文。但是，我不要这个数字，我不希望我们的本科生做实验是为了发论文，这个导向是错的，容易使他变成一个功利主义者。我对他们说："你不要告诉我学生发了多少论文，我也不会把这个论文数量当成你这个部门取得的成绩。"让本科生参与科研的目的在于激发他们创新的兴趣和提高他们科学思维的能力。我希望在医学院内倡导并推动这个理念。我们有一个优势，就是我刚才说的，尊重医学学科的特殊规律，享有办学自主权。

黄达人：在别的大学里，院长可能没有这个号召力。大学考核的那些指标，你也只能跟着走。

陈国强：号召力并不来自权力。说实话，我从来不将自己看作一个“官”。其实，2006 年，市里领导来考察我，要我担任医学院副院长时，我表态坚决不做，因为我喜欢我的科学事业，同时也不认为自己的性格适合做现代社会的行政领导。但是，坚持一个月后，我还是接受了这种挑战。既然接受了挑战，我就不能浪费自己的时间，所以我坚持尽力而为，底线是对得起自己的良心。当然，在现在的导向下，我也必须跟着大学考核的那些指标走。这本来并没有错，核心是如何实现这些指标，是走内涵之路，还是走其他路，效果肯定不一样。我们医学院一年有 2000 多篇 SCI 论文，所以并不在乎本科学生发了多少论文，它对学校的科研成绩是可以忽略不计的。但是，激发学生的科研兴趣和提升创新能力，对于人才培养是极其有意义的。

黄达人：而且，你认为让学生发论文不是这个探索性实验的目的。

陈国强：对。它的目的是让学生提出一些问题，这些问题可大可小，当然，学生也不可能提出像科学家那样高水准的问题。即使提出的是简单问题，哪怕他不能解决，但至少可以去思考；在思考的过程中，也许他不能做实验去证实，但他能够把实验的原理和方法讲出来，迫使他去思考，而不仅仅是看书。

我觉得本科生做医学实验的目的，除了培养科学思维以外，更重要的是培养一种精神、一种习惯：当他遇到一个问题的时候，要善于动脑设计和动手实验，然后力争解决问题。我们就在教学里推出了这样的举措。但推出以后，老师的负担更重了，因为要真正认真地去备课。如果你不懂这个 PBL、RBL，不知道学生提什么问题，也解决不了学生的困惑。

黄达人：我认为，这是一个蛮新颖的提法，很有道理，而且跟一般的说法不一样。

陈国强：当然，效果有待于实践去检验，也在很大程度上取决于学生学习的主动性和学习态度。第四个措施是，医学生从踏进校门的第一天，就必须接受人文素质教育。一个医生如果人文素养不好，就不可能成为好医生。但是，如果让文史哲专业的老师去讲人文，学生也是没有多大感觉的。因为这些老师没有做过医生，也没有接触过病人。我们的人文教育必须是结合了医学和伦理的人文教育。比如说人与人之间的关怀。现在很多医患关系紧张，不是说医生不负责，而是他的确没有这个时间去关怀病人。有时候医生多讲两句安慰的话，病人就非常理解医生；但也可能就因为少了这两句话，就产生了医疗纠纷。做手术都必须让病人本人或者家属签字，这个签字的过程看上去很简单，但是有些医生却会让病人非常恼火，甚至发生不愉快。所以，对于医学生，怎么去处理人与人之间的关系，怎么从病人的角度思考一些问题，如何与病人和病人家属沟通等理应成为通识课的重要内容。

黄达人：我觉得通识教育这块讲得特别有意思。这就说明关于通识教育，不同学科的需求实际上是不同的，尤其是对医学生而言。或者说，professional school（职业学院）需要的通识课、人文课，其实跟其他学院不一样。今天在吃饭的时候，我们谈到医生被打这件事情。其实，很多时候不是技术问题，而是跟医生的人文素养有一定关系。我这里有一个例子：我们学校附属孙逸仙医院妇产科有一位医生，医术很好，但是中国人在生小孩之前，都喜欢给做手术的医生送个红包，倒不是说医生去索要，这是中国人的一种心态，求心理上的一种安全感。这位医生呢，不是立刻把红包退回去，而是等做完手术以后再把红包退回去。这样一来，既避免了手术前的不愉快，事后退回红包也让产妇和家属容易接受。我认为，这就是一种高情商的体现。

陈国强：这里面确实有一定的关系。我们曾经有过一次调研，发现医患关系较紧张的案例总是集中出现在那几个情商比较欠缺的医生身上——当然，也不一定有直接关系。比如，有些病人，可能在入院之前已经住了四五天甚至更长时间的宾馆，在看门诊之前已经排了两个小时队，跑到你这儿看病，结果开两服药，三分钟就被打发了。回去后，病好了，就算了；万一回去出问题了，这个气他不撒在你头上，还撒在谁头上？但一个医生一天要看几十号病人，能给的也只有几分钟时间。医生即使想有人文关怀，也没有这个时间。我们的医院几乎时刻处于“战时状态”。我们还强调医院也要非常重视护理人员，目前护士的待遇还是偏低。如果能提高护士的待遇，吸引更多的人从事护理工作，让护理人员有更多的时间与病人在一起，医患关系可能会变得更加融洽。医疗更多的不是治疗，而是一种关怀。既然医生没有这个时间，可以让护士去负责关怀，这样也可能会减少很多医患关系的紧张和矛盾。

就我们现在的医学教育体制来说，五年制学生只有最后一年是在医院实习。之前的四年学习中，我们医学院里也固定开设了几门素质教育课程。据我所知，各个医学院校也是大同小异，几乎都固定开设了几门所谓的医学素质教育课程。但是，现在医学教育也似乎陷入了某种困境，一说素质教育，就要让专门搞素质教育的那些老师来做，而他们往往为了强调素质教育的重要性拼命加课时数。其实，课堂教育对素质教育的作用是很有限的。素质的培养是靠潜移默化的，更多的是社会和家庭的教育。我一直想写篇文章，谈谈“重拾家教”的问题。我认为，不要一谈到教育，就说教育改革，把我们初中那时的东西“捡回来”，把中国传统教育中的那些优秀成分“捡回来”，重归教育本身，也许教育就可以搞得更好了。我觉得，把素质教育变成考试是最容易毁掉一代人的做法，那也就不是素质教育了。

上面这些举措，不一定都可以改变所有学生的心理，但如果每个举措能够改变 10%、20% 的人的心理，大概就成功了。医学院跟其他学院不一样，医学就是职业教育，是有学术、有创新、有人文精神的职业教育。

黄达人：看来我得到了一个强有力的支持者。我在外面讲职业教育的时候就说过，像医学教育，我不敢说它就是职业教育，但至少可以说它是职业教育特色非常鲜明的专业教育，它的本质就是职业教育。

陈国强：医学教育的本质就是职业教育，但这个职业除了要有技术和理论作基础外，还必须要有人文关怀。所以，在多数西方国家，医生并不直接源于高中生，而是从本科毕业生中招录，因此，在英语里面，医生（doctor）就是博士（doctor）。

课程改革：以问题为导向，内容重新组织

黄达人：在课程设置上，具体是怎么做的？

陈国强：过去，上课的时间是按学科来的，比如按生理学、生物化学、细胞生物学、病理学，内、外、妇、儿科学等分类；现在，我们就按人体的系统

来分。比如讲心脏，就从心脏解剖讲起，讲完心脏解剖讲心脏生理，讲完生理讲心脏的代谢，再讲心脏的病理、病理生理，之后讲心脏疾病，包括心脏相关的内科、外科疾病，这个病应该怎么诊断。按照这样一条线，把医学教育课程进行整合。我们称之为“系统整合式教学改革”。

黄达人：关于这个事情，我们国内做到这个程度的多不多？或者说，据你所知有哪些？

陈国强：据我所知，现在各院校都在进行医学教育改革，都处于探索之中。我的观点是改革既要适合现在的学生，也要适合现代医学规律。我们进行多年的医学课程改革后，有出版社来找我们，想把我们的教材变成一本通用教材。我不太同意这样的做法，甚至倡导无纸化教学。每个大学办学都应该有自己的特色。包括实验课，我们基础医学有好多实验。过去的实验是按学科来分的；现在，我们把基础医学实验看作一个整体，也是让学生提出一个课题，然后用各方面的知识去解决它。打个简单的比方，为了证明抽烟对人体有害，过去的实验方法就是把小鼠关进玻璃缸，放入点燃的烟，加点水；它肯定会死，但它是因为窒息而死，并不是吸烟导致的，这样就会误导学生。现在不一样了，还是用这个玻璃缸做实验，但至少给它留点透气的地方，然后去测小鼠的心率、脑电图有什么改变。老师只负责设计实验范围，学生想到问题的都可以去做实验，做完后写一个实验报告，这能说明他是动了脑子的。如果老师提前就说了这个事情应该怎么做——先把小鼠抓牢，再把它放到有水的玻璃缸里，放一点烟进去，看小鼠怎么死，这样学生就不一定会动脑子了。

培养学生创新性思维：教学生读文献，和学生聊科研

黄达人：在培养学生创新性思维这方面，你有哪些做法？

陈国强：有时候，我要求老师给学生讲读文献，我自己也身体力行。现在的本科生英文很厉害，每个单词都认识，但实际上除了知道里面的知识，他并没有看懂这篇文章的内涵。我说，如果你们只是想了解这个知识，是不需要从头读到尾的，只要看看题目、摘要，就能知道这篇文章讲什么；你们更应该关

注的是：他为什么提出这个科学问题，而我为什么就提不出来？提出这个问题后，他是怎么去解决的？如果我也面临同样的问题，我将如何解决？得到的结果是怎么去分析的？如果我拿到这个结果，我会怎么去分析？这样就能更多地培养科学研究的思维过程，而不是培养出一个结果。

黄达人：这是教学生如何看论文。

陈国强：这几年，我们医学院给研究生开了三门课。其中一门叫“科学家读文献”，就是让一位优秀科学家在课堂上公开去解读，并说明这个问题为什么这么写，他是怎么提出这个问题的，最重要的结论是什么，怎么通过这个结论来解决问题。很多情况下，我们的学生自以为读懂了，实际上根本不懂它的内涵，只知道结果。他得到了这个知识，但却不知道这个知识是怎么来的，文章说什么他就认为是什么，不会去分析，更没有批判思维的精神。所以，我们就推出了“科学家读文献”这样一门课程。

黄达人：这是针对研究生开的课?

陈国强：是，本科生有兴趣也可以去听，但多半听不懂，因为他没有这种知识背景。我们讲的都是 *Nature*、*Science*、*Cell* 杂志上发表的论文。

第二门课程是“科学家聊科研”。这个就不是讲学术了，而是讲科学家是如何一步一步进入科学这个行当的，遇到困难怎么解决，主要聊科研感悟。

师资队伍建设：青年教师必须要有在国外工作一年的经历

黄达人：接下来，想请你谈谈如何建立师资队伍。

陈国强：师资队伍建设是个永恒的主题。建设一流大学的前提无疑是建设一流的师资队伍。现在，我们倡导引育并重，打造一支高层次的优秀师资队伍，尤其是青年教师队伍。青年教师队伍决定着我们的未来。跟我们这一辈年轻的时候相比，他们现在面临的竞争压力要大得多。还有生存压力，现在医学博士毕业了，在上海这个地方，一个月的收入大概在四千块钱。初级医生连上手术台的机会都没有。但是，未来医学还是要靠这批人。

现在，有的行业比较功利、浮躁。医生也不可能独善其身，所以我们把希望寄托在青年身上。但是，他们的经济压力比较大，待遇又不高，一个月拿四千块钱，能够找到老婆就不容易啦。如果两口子都是四千块钱一个月的，又要租房子——在医学院附近，没有两千五是租不到住房的，将心比心，我们换位思考一下，你说他能不考虑去追求一定的利益吗？有些人甚至去拿回扣、红包。如果这种氛围得不到及时遏制，时间长了，后果非常严重。我有一个学生给我发了封 E-mail，讲得很真诚，他说："我有一次看到病人给老师送红包，他都不要；但有一次，又看到有人送一个很厚的红包，他要了。"就是说，这个老师可能不要两千块钱的红包，但五千块的可能就会要了。他问我，"陈院长，如果别人给我个一千块钱的红包，我能不能拿？"他的意思是，老师拿大红包，他拿小红包。其实，老师的行为，正在潜移默化中影响着学生。

建立师资认证的另一目的就是扩大这些医生的国际视野。前年，我们医学院推出了一项政策，1976 年 1 月 1 号以后出生的教师必须有在国外工作一年的经历。当时，"教授会"几乎一致同意该项新政。但对出国的结果大家有不同考虑，有些人认为要有论文发表，有些人认为应该有目标要求，但是多数人认为不要问他出去一年干什么。在这个过程当中，他一定会遭受一些挫折和打击。出国的目的是锻炼他的意志，提高他的情商，让他感觉到这一年的来之不易。而且，如果他能找到合适的岗位，出国做一年医生也可以，又或者出国一年做研究，即使没有成果，也没有关系。总之，不要去追究他这一年在哪里到底干什么。但是即使这样，大家还是不愿意出国培训学习。为什么呢？因为第一，出去后的收入会明显减少；第二，出国后的一年中会失去很多病人。病人可能是靠一个一个圈子互相介绍的，病人少了，收入就少了。

黄达人：这段话蛮有个性的，有个性的话才可读。

陈国强：这样一来，很多人吐槽。我们有个老干部支部要找我谈话，他们中有些同志批评这种政策不合理。我说："我有时推崇，本科毕业后不要直接考研究生，必须到社会基层锻炼两年，之后觉得还想发展的人，可以回来考研。我们的资源实在有限，没必要浪费在不想发展的人身上。这两年的锻炼对个人一辈子的成长可能比发篇论文要好。"有人问："你的意思就是说，不出去就不能培养人才？我们中国人比较笨，不能培养人才？"我说："不是。在我心目中，人才是相对的，有相对性的一面，也有社会性的一面。什么是相对性呢？古人说‘山中无老虎，猴子称大王’，如果山里面没有老虎，猴子就觉得自己是个人才。怎么判断人才？不是说我们不能培养人才，如果我们仅仅以能不能发SCI论文、能不能拿国家自然科学基金来判断人才的话就失之偏颇了。人才的成长是需要阅历的，必须有一个过程。在当今世界，具有国际视野是应该拥有的阅历。我们不求这一年出去的教师能100%成功，学校一年送出国一百个，只要有十个人通过这一年的锻炼，世界观、人生观能够改变，国际视野能够得到拓展，毅力能够得到提升，就够了。”经过讨论，绝大多数老领导觉得这个政策有道理，要坚持。实际上，现在我们的青年医师都是从学校出来的，几乎没有社会阅历。不懂社会，如何成为好医生、好老师呢？

这个政策制定两年之后，每年有两百多名医生报名想出国，以至于医学院没有经济能力支付这笔经费了，我们就开始择优支持了。过去，医生出国往往只有一两个月，很难有锻炼效果。但现在能让你旅游12个月——再好玩也没有能够玩12个月不寂寞的，如果真能这样，也算本事，也是个人才。

我们把青年教师推出去以后，现在也平稳了，下面也不吐槽了。他到了一定时候，会自动出去。然后，我们这些主任们又跟我诉病说：“定了这么个政策，年轻医生和老师都要出去，我们看病、上课、做研究都没有人手。”我说：“这恰恰暴露了我们的问题，高年资医师不看病，教授不愿意授课，做了导师就不做实验研究，只让年轻人努力，又不愿意好好培养他们，岂不是让他们自生自灭？这样教学水平、医疗水平和科研怎么提高？所以问题恰恰出在自己身上，而不是年轻人身上。”

引进人才与本土人才的衡量方法：校外评审

黄达人：关于引进人才跟本土人才的关系，能不能具体讲一讲？

陈国强：引进人才很难。MBA有个理论叫“十个鸡蛋放到十个篮子里”，这十个鸡蛋会坏掉几个，也可能会成功孵化几只新的小鸡。过去我们把资源放在一个人身上，现在放在十个人身上。这几年，交大医学院引进了一百多位不同层次的优秀人才。

总之，我期待有一天，医学院针对引进和本土师资中的优秀者都能够推出协议年薪制，让想做事也能够做成事情的人得到一定的待遇，至少能够不因为“五斗米”而退却。

技术员队伍建设要靠政策、靠激励

黄达人：对于医学院而言，师资队伍中还有很重要的一块就是实验室人员队伍，这部分你是怎么做的？

陈国强：现在，进入医学院做技术员的，不少是博士毕业生。当然，医学院也制定了一些激励机制。实际上做研究很缺技术队伍，研究生做完就走了，自己做实验的导师已经不多，结果一些技术很难传承下去，所以必须要有一支稳定的技术员队伍。而且，这支队伍必须让他不会感到低人一等。靠什么？要靠待遇，靠政策。技术员做得好的，待遇应该不比相应的拥有教师职称的人差。这项措施我们推了一年，难以推动，因为拿不出一套标准来衡量哪个好、哪个不好。科研可以拿 SCI 论文、国家自然科学基金来衡量，但对于一个技术员，如果你强调这些，那他就不是技术员了。

黄达人：是不是让科研人去评价实验人员？

陈国强：这个评价当然好，但导师很难克服人情规则。打比方说，一个技术员跟着我，即使他最不好，通常我也不敢在公开场合说他不好，不然话还没说完，别人的短信就可能已经发给这个技术员了，这不就把人际关系搞坏了吗？如果靠这个评，你可能永远评不出满意的结果来。这毕竟不是发一张奖状那么简单。

黄达人：而且，还不能让外校的来评。

陈国强：所以就一直拿不出一套标准来。最近，我从外面获得一笔资助，每年 80 万。我就打算利用这笔钱，从 35 岁以下的人中评选出 20 个人，其中 10 个每人拿 5 万，另外 10 个每人拿 2.5 万。现在正在评。我就强调，这 20 个人中必须有几个技术人员。

黄达人：行政人员有没有？

陈国强：没有。总结过去的经验，我就发现：行政人员和一线的老师的评奖不能放在一起，否则双方都不满意。我宁愿再拉点钱，单独给行政管理人员设个奖。

黄达人：就是说行政人员和教师不要混在一起。

临床医生为什么要去做研究？

黄达人：下面请你谈谈医学院科研的情况。

陈国强：培养卓越的创新医学人才，是我们医学院的追求。想要培养出卓越的创新医学人才，首先老师必须有创新能力；老师要想有创新能力，就必须做研究。其实，医学本身就是研究。医生看病，不研究，怎么行呀！但是，我们有时候将研究异化了。我们现在为什么做研究？因为评职称，做博导，要拿国家自然科学基金、发 SCI 论文，是有目的的、功利性的，有点本末倒置。平心而论，不做这些会怎么样？一辈子就做副教授又怎么样？我只要能够帮人把病看好，比什么都强。

逻辑本来应该是这样的：对这个基础或临床科学问题感兴趣，所以要去做研究，但是没钱，所以去申请经费支持这个研究。应该让我们的同行都知道，做了一些研究、取得一些成果后，国家为了以资鼓励，才给颁发一个国家科技奖，而不是为了得奖、发 SCI 论文去做研究。现在的情况是倒过来了，让人颇感无奈。比如晋升教授、博导，今年必须要有影响因子 15 分的论文才有资格申报，去年 10 分就可以了。我心里清楚，其实是我们这些人无聊，因为博士生少了，导师多了，要求也水涨船高，为了所谓的“公平”，我们的标准只能参考影响因子了。

有人说：“我们怎么也赶不上它这个标准，我刚够着标准，它又往上跳了。”其实，持这种说法的人并不是对科学有兴趣。不管这篇文章影响因子多少，不管有没有用，但至少对学术是有贡献的，哪怕不是你发 *Nature*、*Science*，别人能在这个基础上去发篇 *Nature*、*Science*，也是个贡献。现在不是这样的，这种行为容易导致学术腐败。我一直强调，医生们应该去做临床研究。实际上，我们医生的临床研究能力有待大力提升。我们现在的诊断标准、治疗标准中，没有多少属于自己的内容，原因就在于我们没有真正的临床研究。打个简单的比方，如果病人得了胃癌，他也不知道看什么科，就挂号到消化内科，消化内科可能进行化疗；如果他看的是普通外科，一做核磁共振，诊断没有转移，就先手术切除；甚至如果他看放疗科，那就说不定给他照放射线。这个病人到底是应该先手术后化疗，还是先化疗再手术？这就需要去做一系列前瞻性研究。去年一年下来，我们医学院附属医院的门诊病人有2600多万，手术病人26万，住院病人57万。这是多大的临床资源！但是我们很少利用这些临床资源去推动临床医学的进步。我开玩笑说："你们不做临床研究，而是在细胞上做基础研究，这是跟我抢饭碗。"我做基础医学的人，只能拿小鼠、细胞去做做实验；做临床医学的人，应该在我们的paper的基础上，去解决临床问题。例如，利用一些临床资源做一些前瞻性的设计，看这种病症是该先化疗还是先手术；五年以后，总结一下到底哪一种治疗手段的生存率高；哪怕提高几个百分点，在一百个人当中就多拯救了几个人的命！这个贡献是多么伟大呀。我们靠什么评判你的水平高低，应该靠这个。

譬如，几年前我们按照要求开始组织二级、三级、四级教授评审。前年，附属医院有个外科大夫，手术做得非常好，但没评上二级教授，他们院长给我打电话发牢骚。第二天晚上，我自费请这个老师吃饭。他说："院长，我都不能做二级教授？外科水平还有谁比我高？"我说："你叫我怎么跟你讲好呢？因为我当时也不是评委，我也是被评的。"他说："学校请的专家，懂临床医学的不多。"我说："这也许是学校的错，但也许是你的错。"他说："为什么是我的错？"我说："如果你只告诉专家你一年做了1000例手术，这没有问题；但如果你告诉专家，你一年做了1000例手术，其中多少例是胃癌根治术，多少例是胃溃疡、胃穿孔，多少例是阑尾炎，等等，结果是不同的。如果是做了1000例阑尾炎手术，也给二级教授，不可能吧？县医院一年也可能做1000例阑尾炎呢！所以，不能只说数量。应该把一年多少例是胃癌根治术、肝移植，去告诉这些专家，告诉他们在这几年的500多个胃癌病人中，成活率是多少，这样就体现出你的水平了。你就应该把这十年二十年的手术经验写成论文，讲这个路径怎么切，最后五年生存率是多少，几年复发率、转移率是多少。要得到承认，你必须规范，然后总结，发表论文，大家才会觉得这个老师很厉害。”他觉得我讲的蛮有道理。

黄达人：而且，他也可以把这些经验教给别人。

陈国强：对，这样就可以评上二级教授了。他说：“小陈啊，五年前没人跟我说要去做论文。”我说：“不是五年前，而是五十年前。过去大家都知道怎么去做研究，只不过是发中文论文，不发 SCI。那个年代，我们的临床经验都是靠总结的。”他说：“小陈，你讲的蛮有道理的，我明年再申报。”我说：“你明年再报，还会有同样的问题。不是学校功利，非要强调 SCI 论文，但现在如果没有这个标准，那么怎么评呢？怎么反映水平高低？有人告诉我，如果换一种方式，不用论文，是否可以让手术室的护士来评价外科专家？也许手术室的护士最知道哪个医生手麻利，手术的时候出血少、粘连少，她只是不说而已。我们可以解放思想，让手术室护士来给你们评二级教授，你干不干？”这么一说，他倒想明白了为什么要做研究。他从来没拿过国家自然科学基金，也没有发过论文，但是手术的确做得好。我说：“你手术做得好，只是一个好医生，并不能说你是一个好教授。好教授除了做手术，还要培养出好的医生，造就一批好的临床成果，惠及其他医生和病人。”他不吭声。

黄达人：就是说他在人才培养、科学研究两方面都有缺陷。

陈国强：当然，我并不针对这位老师，只是与老师一起探讨问题而已。我也就是这种性格，说话对事不对人。像这种老教授，他们能够把牢骚发出来，我还能请他吃饭、做做工作。我实事求是地告诉他，我们考虑问题的角度不同：他的考虑只是“我手术做得好，又是科主任”，我们的角度是“你不仅要做得好，还要培养出人才，要把做得好的成果推广给别人，这个过程需要得到公认和推广就得发表论文，因为教授有这个义务”。

大学附属医院与社会医院的职能应该是不同的

黄达人：你对大学附属医院的定位是什么？

陈国强：现在，媒体也在说："医生就是医生，干吗用 SCI 论文压着他？"政府领导也会和医生吃个饭、看看病，医生会跟他们抱怨说："你看，他们现在搞得我们又要写 SCI 论文，又要看病，哪有时间？"领导们也就信他们了。其实，不是我们在搞教育，而是社会舆论在左右着我们，把我们夹在中间。我的理念是：附属医院是高层次医学人才的培养基地和理论创新地，是高水平医疗技术的发源地或辐射源，是名医和大师的会聚地。什么是名医？病人不看不死心、同行不问不放心的就是名医。在今天这个时代，没有临床研究是很难成为名医的。我设想，如果我们的附属医院没有门诊，也没有急诊室，门诊、急诊都放在区医院、地段医院去看；基层医院不能诊断和治疗的病人，再到我们的附属医院来。要解放我们附属医院的医生，将他们的精力主要放在解决疑难杂症上，通过对这些疑难杂症的研究来提升医疗水平。各个科主任都跑上去讲，说医院床位不够。但是你要那么多床位干什么？想赚钱？附属医院更多的是接收对学术有意义的疑难杂症病人，对吧？其他的病人多的是医生可以看。

黄达人：我们可以公开地说一说。大学的附属医院是不同于社会医院的。我们要有学术含量，所以不要去追求门诊、急诊量大。

陈国强：大学的附属医院应该是为创造成果、培养人才而设立的。我们的任务是提升医疗水平，然后把这个成果推到普通医院去。普通医院的医生来我们这里进修，提高他的水平，这才是解决"看病难，看病贵"的方式。

我觉得，我们的首要责任是推动医学进步，让所有人都看得上病，而不能把精力全部都砸到解决"看病难，看病贵"的问题上。病床加了再加，附属医院的病床已经有两千多张了，即便翻三倍，看病难的问题仍然无法很好地解决。我每天早上五点多经过医院，全是排队挂号的。病人流量过大，根本不是有多少病床和多大面积的问题，而是看我们的医疗体系、病人分流体系有没有做好；如果病人分流体系做好了，就根本不存在流量问题，对不对？

黄达人：关于附属医院的定位，我觉得这一段讲得特别好。教师要进行科学研究，这就是附属医院跟其他医院的不同之处。

陈国强：否则怎么叫"附属"医院？

班导师制：做学生人生的导师

黄达人： 我还有几个特别的问题。你的博客上提到，一个研究生专门给你写信，里面讲到："我们到了交大以后，感到很失望，男大学生就是玩游戏，虚度时光；女孩子就是聊买化妆品、找对象的事情。"如果这种现象是存在的，我想问：你作为院长，怎么努力解决这个问题？

陈国强： 我当时给这个学生回了封信："我觉得路都是自己走的，你能给我写这封信，说明你还是有是非观的，知道什么是对的，什么是错的。"

讲得更远一点，就把辅导员这支队伍的问题提出来了。我们医学院的辅导员，多数本身不是学医的，而是文科专业毕业的。辅导员既可以评副教授、二级教授，又可以评科级、处级干部，因此，这支队伍既不像行政队伍，又不像业务队伍。按道理说，辅导员应该扮演一个甘于奉献、甘于牺牲的角色，致力于把学生的人生观、世界观、价值观引导好。对辅导员这支队伍的要求就应该比对老师队伍还要严。但想要做到这点很难。

我感觉我们现在的辅导员是力求稳定，别出事，但也没有办法真正深入人心地去做思想政治工作。因此，我们推出了班导师制。当时，班导师的理念不是带学生去做研究、实验，而是用班导师的情怀去给学生解惑。我觉得，老师除了授业外，还应该解惑、传道。现在的情况经常是老师都讲完两学期的课了，学生不认识老师，老师也不认识学生。单靠辅导员，能够把学生的素质提高吗？很难。所以，老师应该把这个责任承担起来。

我就倡议教授们都去带一个班，一个班 30 人，不强调时间，可以每个月或每个礼拜给学生开班会。如果你是领导的话，别人会说你打官腔。但你是老师，学生就可以跟你畅所欲言。你可以跟他们分享你的人生观、世界观和价值观，只要你认为是正面的都可以。至少，不要给学生负能量。

开始的时候，教师层次是比较高的，都是"长江学者"或"杰青"，他们在学生心目当中比较有地位；如果没有地位，讲的话也没有用。这个政策推出来后，大家都说蛮有效果。然后，我又拨给他们一些钱，比如一个班给两万块钱活动费。我说，这两万块钱不是鼓动学生去吃吃喝喝，而是给导师一些象征性的补助，毕竟他有所付出；另外是搞一些人文方面的活动，比如说一起到公园，在轻松的氛围中聊聊天。不一定是整个班，有时可能只有三四个人有空，也可以。

有段时间，这个“班导师”被解读成“科研导师”了，学生跟着导师去做研究。我听到以后把它矫正过来了。我反复强调，班导师虽然本身是科学家，但在这些学生面前，他只是一个单纯的人生导师。我希望这个过程是双赢的。导师可以借此提高与年轻人相处的能力，同时也可以从中发现优秀的学生，加入他研究生的备选名单。如果这样做对导师一点好处都没有，他早就没动力了。

第二年班导师就多了，一些临床医生对这个蛮有兴趣的。我们十分强调“全程观念”，就是从入学到离开医学院走向社会这个过程。现在，每个班都有班导师。这件事已经坚持四年了。

黄达人：反思一下辅导员这支队伍确实有必要。我们明天要去大连理工大学，他们的校长对此有一个评价，他说，辅导员队伍过分地强调单独的考评，实际上就削弱了思想教育。到了提问题这个阶段，我们不去说这个行为不好，而是要反思。这是一点。另外一点，班导师，实际上是学生人生的导师。

关于培养学生的信念

黄达人：我看了你那么多博客，印象非常深的一点是，你在跟学生直接交流的过程中，反复强调要给学生信念，我觉得可以叫你“信念院长”。我认为，这是一个很好的做法。我很希望其他院长也可以在跟学生交流的过程中，培养学生的信念。你作为一个院长，是怎么思考这个问题的？

陈国强：很多人都是从应试教育中走出来的，缺乏信念，不知道自己这辈子要干什么。我倒也不认为人生是可以规划的，只能说，要在每一步作出正确的选择。但是，作出正确选择的前提是有一个信念，觉得这件事一定能做好，并且会尽最大的努力。做好了，回过头去思考自己的过去的时候，你会发现在人生道路上留下了一些让自己自豪的痕迹。不要去在乎别人怎么看。在这个社会，让别人肯定是很难的。如果连这点基本信念都没有，那就只能随大流了。

每次研究生入学时，我都要给他们做两个半小时的报告，拿我个人的经历跟他们谈。首先，我会分析他们的动机。我说："你们中间真正为了科学来读书的，有几个？我不敢说没有，但比例不会很高。这样一来，就很难作出正确的选择；而没有这个正确的选择，没有这个信念的话，就很难真正通过研究生阶段来提升自己科研工作的能力。"

我曾经说过："如果你认为你是金子，总是会发亮的；如果你认为你是银子，总是会闪光的。"这本身也是一种信念的体现。如果你自己都没有自信，永远也不会发光。

现在好多人没有自信。其实每个人都有天赋，但是大部分人缺乏发现天赋的眼睛。而且，我们这个教育制度，包括家庭教育，很难让人意识到自己的天赋是什么。一旦意识到，有这样一种信念，就会沿着天赋寻找自己真正感兴趣的东西。我曾公开地对本科生讲："我们小时候，老师说'干一行，爱一行'。现在我依然认为这句话是对的。既然进入了医学院，要从事医学这一行，就要努力去发现自己的天赋，去 enjoy 这个专业。若干年以后，就会真正有兴趣了。"

原来是强调"干一行，爱一行"，现在倒过来了，提倡"爱一行，干一行"。但我认为，现在这样过分强调自我了，是对人生不负责任的一种说法。

黄达人：这个我倒蛮欣赏的。我相信信念的力量。眼前的事情要做好，机会来的时候，绝对要抓住。而不是说，还没想好下一步就想跳槽。那我是不赞同的。

陈国强：我们现在选导师是双向的，研究生进来第一年不定导师，到了第二年的时候再选。多数学生会先问导师："我是不是做了你的学生，明年就可以发论文了？"如果答是，他就来了；如果对方是一个新的老师，就是打死他，他也不来。如果有八卦说这个老师对学生很严，他就不去了；如果说对学生蛮好的，不做就不做，反正可以毕业，他就去了。这样子学生哪还有什么信念呢？一个人不可能改变一切，只能从制度上着手：第一，要轮转；第二，一个导师只能招一个研究生。我们现在能够做这件事情，因为我们的学生数量比导师少。

还有 10% 的导师招不到研究生。如果今年一年招不到，还情有可原；如果连续两三年都招不到，说明你当导师是有问题的，那么你就自动被淘汰掉了。你应聘上海交通大学医学院博导没有问题，应聘院长也没有问题，甚至去应聘交大校长都没问题，但是没有学生选择你，你就不能招生。这是一种情况，可以淘汰一批人。而且，这种导师多半是不负责任的，或者不指导学生，或者没有课题。还有种情况是：这个老师的确很好，有两个学生非去他那里不可。我们就会考察下这个导师，他如果的确不错，又会认真负责地指导学生，就可以招两个。

这样试点之后，又出现了新的问题。老师们不满地说："现在学生是爷了。为什么是学生选老师，而不是让专家来评判呢？"我说："老师可以反省下，为什么没学生选我？是不是我的学术水平有问题，或者是我的学术水平可以，但对学生的人文关怀不到位？其实，带学生的过程也是推进教育下一代的过程。"所以，当时我的博客里写过一句话："历史证明，改革者必须作出牺牲。我不下地狱，谁下地狱？要改革，必须准备作出牺牲。"

我一直坚持一个信念：作为院长，要做好这个工作，做好自己，不贪不占。别人都是招一个学生，我不能因为自己是院长就招两个。我的申报课题都是自己写，自己做 PPT，然后去答辩的。学生先自己提出解决问题的方案，跟我讨论后，去做些实验。最后的 paper 都是我叫学生坐在我旁边，看我以修订模式修改十几甚至几十遍；实际上，最后都是我写出来的。想学习的学生，可能回去会反复琢磨我的修改，从中提高自己。学生也会到外面去传，说："陈老师的确不容易，又做院长，又要带我们这些学生，还如此兢兢业业。"可是，现在又有多少学生能够理解学校所做一切都是为了他们呢？

黄达人：其实，导师起的作用比上什么课都重要。前段时间，我去深圳开一个职业教育的会，接待我的那个人本科毕业于内地一所知名高校，后来到香港教育学院（现为香港教育大学）读了教育学硕士。我们都知道，香港教育学院不算特别出名的学校。她第一次交作业上去，作业返回来后，整个变成了红笔写的，是老师重新给她写了一遍。她就切身体会到：再也不能像以前那样读书了，必须改变学习态度。也听说过个笑话：数学作业交上去，物理老师写个"阅"就给发回来了。实际上，你以什么态度对待学生，学生就以什么态度对待学习。

（2013 年 7 月 26 日，原中山大学校长黄达人教授在上海交通大学医学院与陈国强院长就人才培养进行访谈。2016 年访谈内容以《老师要成为学生的榜样》为题，收录在商务印书馆出版的《大学的根本》一书中）

坚守国家标准，提高医学教育水平

自2008年启动临床医学专业认证工作以来，我国已逐步建立起具有中国特色的医学教育认证制度，有力推进了我国医学教育改革与发展，为我国医学人才培养质量的不断提升发挥了重要的作用。

在此基础上，我国教育部临床医学专业认证工作委员会通过WFME机构认定，这意味着WFME对中国临床医学专业认证工作的全面认可，对我国现代医学教育具有里程碑性意义。因为这有利于进一步规范和改进教育部临床医学专业认证工作委员会的工作，不断提高认证质量；有利于我国把握世界医学教育发展趋势，促进医学教育改革，不断与时俱进地提升我国医学教育的办学质量，促进医学教育与国际接轨，实现医学教育与国际实质等效；有利于我国与世界各个国家和地区加强合作，改进医学教育战略伙伴关系，积极与各国各地区的相关机构进行协作，扩大国际社会对我国医学教育的全面了解，有效推动学生交流、学分互认和职业认同感的提升等；有利于我国医学教育适应国际化进程、加强医学人力资源的跨国流动，为我国医学教育国际化发挥重要作用。

去年年末，上海交通大学医学院接受教育部临床医学专业认证工作委员会的认证，并邀请WFME对我国认证机构认定过程中最重要的国际专家进行全程观摩。交大医学院及其附属医院通过各种途径使全体师生知晓本次认证的特殊意义，并以主人翁的态度高度重视，充分发挥医学院“部市共建”的体制机制优势，真正发挥医教协同的合力，彰显附属医院在临床医学人才培养和本次临床医学专业认证中极其重要的作用。

最后，认证专家们高度肯定了交大医学院临床医学专业的办学质量，高度认可了交大医学院办学宗旨和“有灵魂的卓越医学创新人才”的培养目标，高度评价了交大医学院“三步走”的发展战略，认为学院的办学理念、临床医学专业人才培养的目标与“全面建成中国特色世界一流医学院和一流医学学科”的发展总目标相匹配。专家组认为，交大医学院改革发展的内功深厚、内涵丰富，贯彻“立德树人”到位，在培养有灵魂的卓越医学创新人才方面起到了引领作用，办学质量处于国内领先地位。

WFME 专家表示，通过全程现场观摩，他们对中国医学教育的快速发展有了切身感受，所看到的交大医学院及其附属医院展现出的教育教学水平与 WFME 认可的欧美医学院校及其附属医院的教育教学水平没有差别，中国医学教育水平的提高对全球医学教育的发展是有利的。

我国的医学教育认证体系已初步建立，认证工作也正在有序开展，且符合 WFME 的认证模式，与国际接轨的同时得到了国际认可。就教育部临床医学专业认证工作委员会的工作而言，我有三个期待：一是能够邀请若干有全球影响力的国际医学教育家加入认证工作委员会，从而实现认证工作国际化的常态化。二是通过医学教育认证的实践，由认证工作委员会进一步发现和总结我国医学教育的优势和不足，在全国推广各医学院校办学经验，集中各方智慧，及时有针对性地引领改革和完善医学教育改革政策，定期修订国家标准，并建立认证工作委员会督查机制，保证教育质量，促进教育改革，进一步契合我国乃至全球范围内不断变化的医疗卫生服务需求。三是在经济全球化的背景下，医疗服务领域的开放程度和全球化速度正在迅速加快，医务人员的跨国界、跨地区流动是大势所趋。认证工作委员会在资源共享、信息同步的全新医疗资源全球化的新动力下，要积累丰富的经验，为提升我国医学教育在国际医学教育领域的影响力发挥更大的作用。

（本文发表于《中国教育报》2020 年 7 月 1 日第 2 版）

强叔金句

- 无论是一个国家、一个民族，还是一所大学、一个团体，有一些仰望天空的人，才有希望。

- 如果一个国家和民族没有梦想，没有激情，知识群体没有知识创造力，如何崛起？如果知识群体没有知识想象力，如何创造知识？

- 胸襟恰恰是被委屈撑大的。

- 学风是学术的生命。

- 不要去唯“帽子”，不要去唯论文，也不要去唯项目。

- 瞻前顾后、患得患失恐怕是我们今天面对的最大敌人之一。这种情绪可以理解，但不是解决问题的办法。

- 固然，科研做得好、学术造诣深的人不一定能够做好教学工作，但是没有科研体验、缺乏科学精神的老师肯定培养不出创新人才。

强权金句

- 人才建设要能够做到“八不为”：不为个人利益所驱，不为自己喜好所使，不为以往成绩所累，不为习惯做法所缚，不为过去今天所惑，不为困难矛盾所惧，不为条条框框所限，不为地域思维所制。

- 我们从小就被教育要做乖孩子，但医学生不能习惯性柔弱、盲目性点赞，要在充分尊重科学的前提下敢于质疑，因为不确定性正是医学的特点。人云亦云、趋炎附势，唯上不唯实，何来创新和突破？

- 如果我们对生命都不敬畏，医学技术再发展进步也无济于事。医者必须精诚。在快速发展的未来医学中，医生人文精神的回归更加重要。

- 物质不能湮没人性，科技不能替代人文，而人文必须以科学为基础，科学也必须以人文为导向。没有人文导向的科学技术，要么对人类毫无价值，要么只能给人类带来灾难。

- 医学教育中要警惕的倾向还包括：重视科学，忽视人学；重视实验，轻视经验；重视技术，轻视人术；重视电脑，轻视人脑；重视学历，忽视经历；重视商品，轻视人品；重视规格，轻视人格……

强权金句

- 姿态决定心态，心态决定生态。

- 作为医学教育工作者，首先要学会研究青年、了解青年。在此基础上，求真求实，顺势而为，积极引导。

- 能扛事是一种品德，也是一种气魄。

- 教育必须成就学生的智慧，完善学生的人格，使学生成为有人格魅力的人。

- 我们应该努力营造一种以兴趣和国家需求为导向的真正活跃的科学研究氛围。